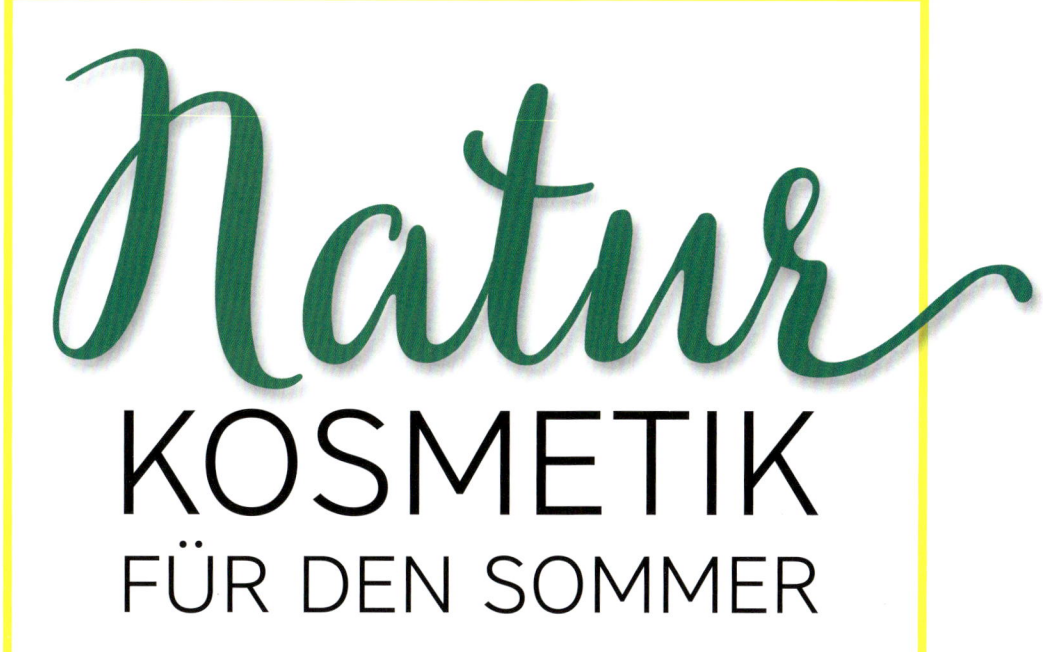

Natur
KOSMETIK
FÜR DEN SOMMER

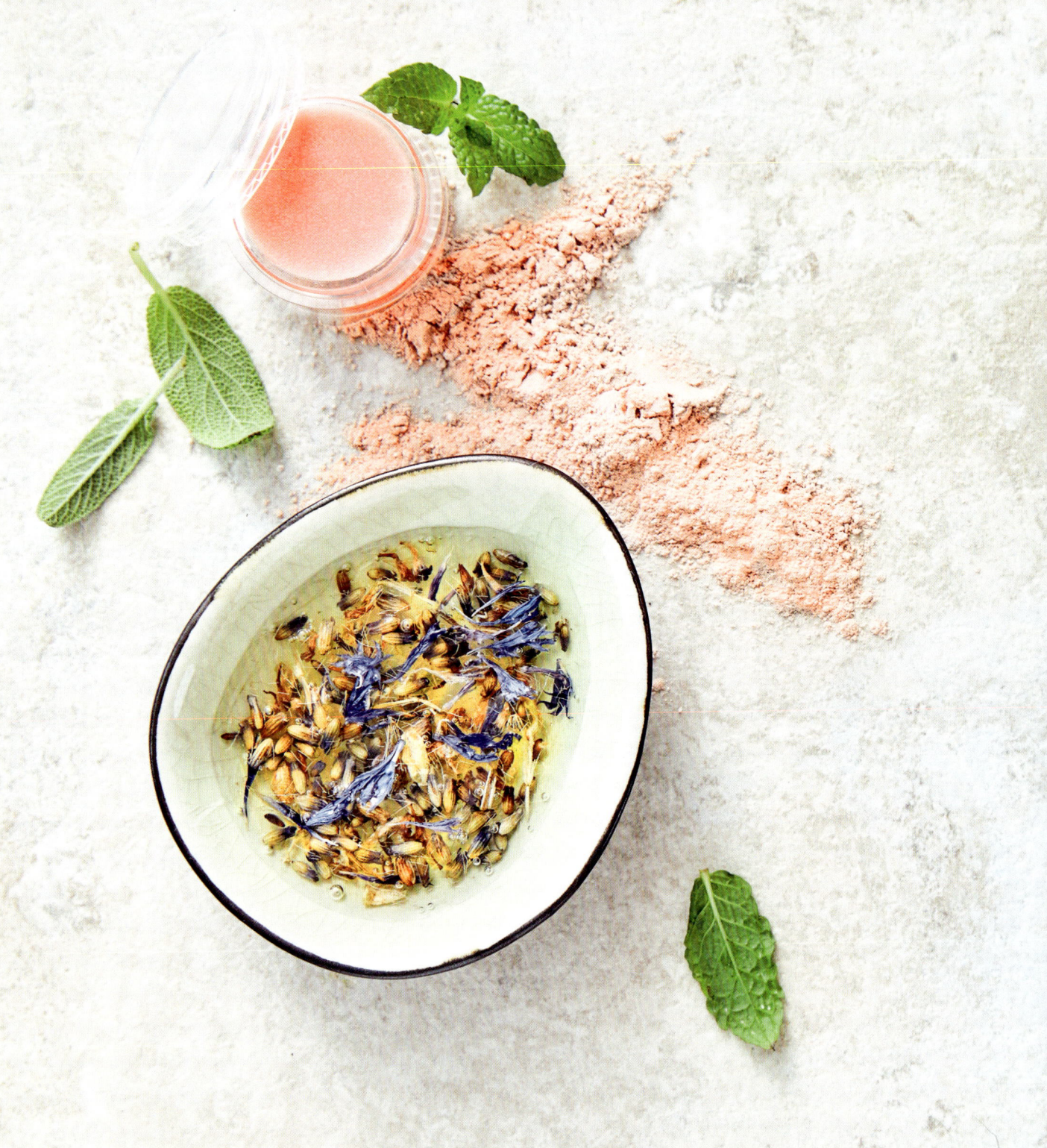

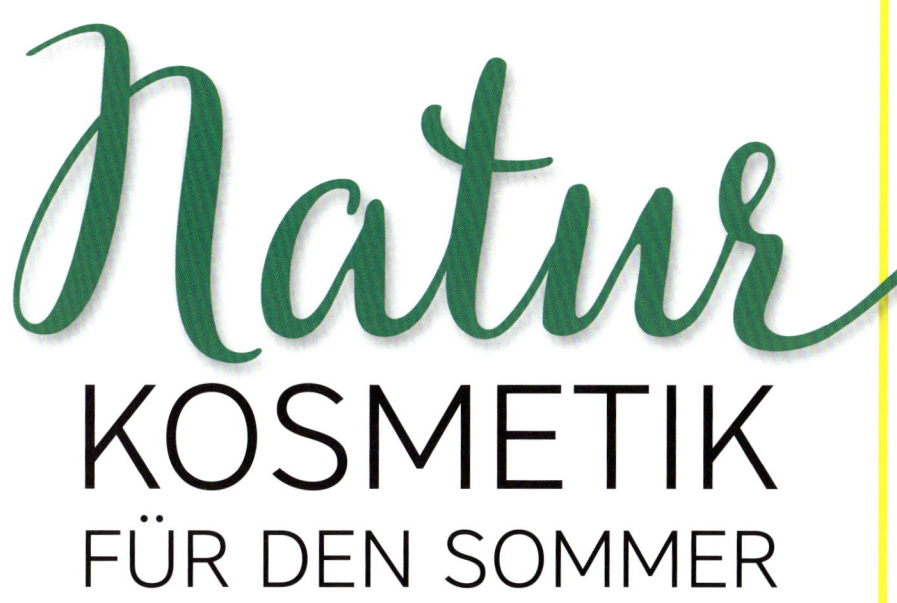

Natur
KOSMETIK
FÜR DEN SOMMER

AFTER-SUN-ÖL, BEACH WAVES SPRAY,
SUGAR SCRUB UND MEHR

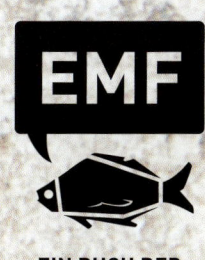

EIN BUCH DER
EDITION MICHAEL FISCHER

Inhalt

Merry Berry Glow Boost Mask, Seite 48

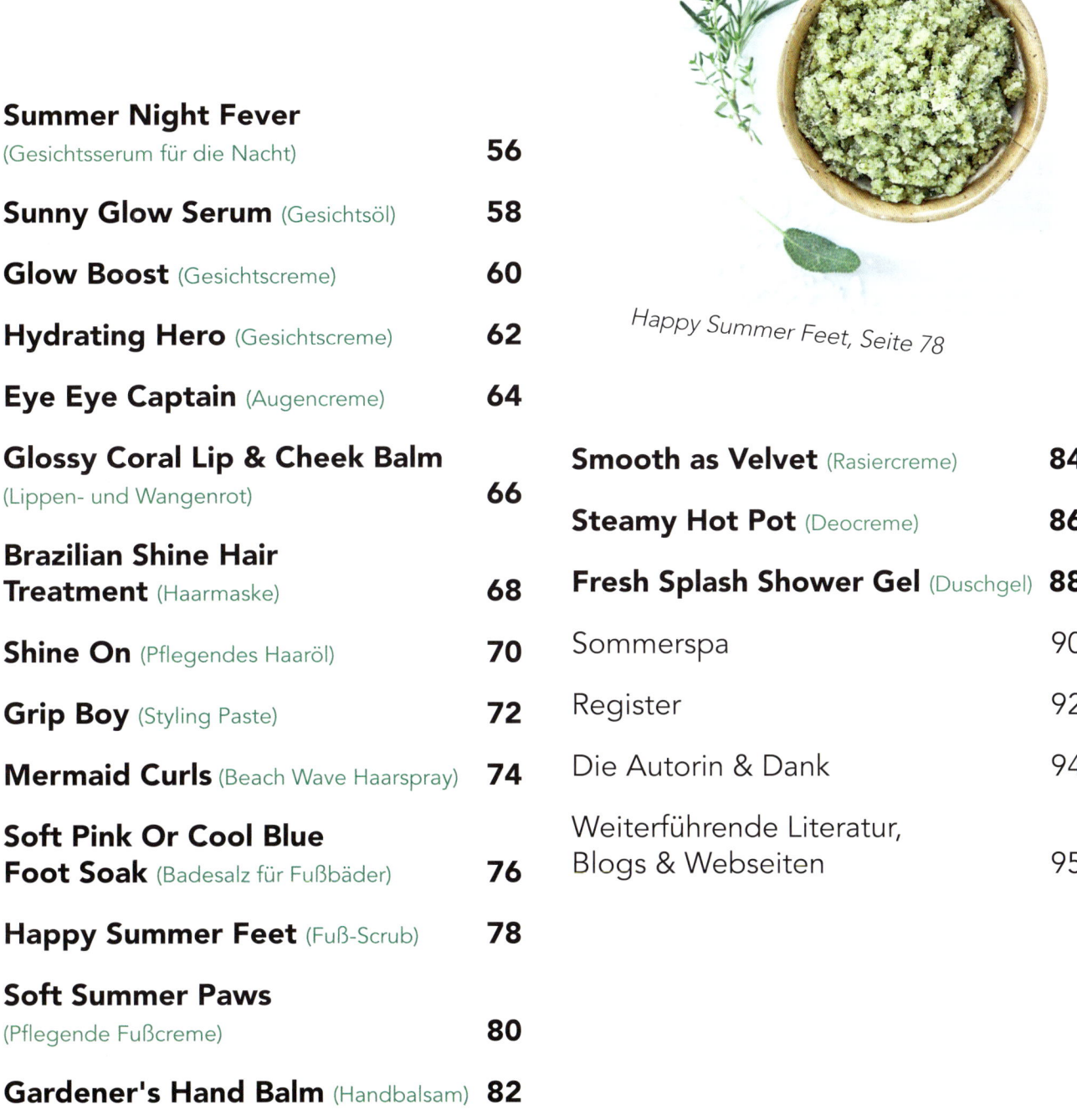

Happy Summer Feet, Seite 78

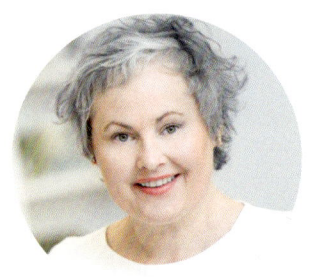

Vorwort

Sommer, das bedeutet: blühende Wiesen, laue Sommerabende, Strand und Meer. Im Sommer fahre ich mit dem Fahrrad zur Arbeit, ziehe Bahnen im Schwimmbad, werkle im Garten und trinke Kaffee auf dem Rathausplatz.

Ich liebe den Sommer! Er ist für viele von uns die schönste Jahreszeit. Luftige Kleidung und nackte Füße sind angesagt, wir führen unser Sommerkleid aus und schlendern in Sandalen durch die Stadt. Im Sommer zeigen wir viel Haut und verzichten auf Socken, Pullis & Co., sooft es geht, um den lauen Sommerwind und die wärmenden Sonnenstrahlen direkt auf unserer Haut genießen zu können.

Sommer bedeutet aber auch Stress für Haut und Haare durch Mittagshitze, ausgiebige Sonnenbäder und gechlortes Wasser im Pool. Deswegen brauchen auch im Sommer Haut und Haar unsere Aufmerksamkeit und Pflege – aber sie mögen andere Produkte als im Winter. An heißen Tagen liebt unsere Haut kühlende Sprays und leichte Texturen, die nicht aufliegen. Die Haare brauchen Schutz gegen Sonne, Chlor und Salzwasser.

In diesem Buch habe ich einfache Rezepte für den Sommer zusammengestellt, meist mit frischen Zutaten aus Garten oder Küche. Sie sind ganz bewusst so einfach wie möglich gehalten: Wichtig ist mir, dass eine Pflege in der Anwendung und im Ergebnis überzeugt. Auf Zutaten, die zum Beispiel nur dazu dienen, eine Creme weißer zu machen, verzichte ich lieber. So können Sie mit diesen Rezepten ganz einfach eine Pflege herstellen, die den Bedürfnissen Ihrer Haut genau entspricht. Jetzt ist dafür die richtige Zeit: Nutzen Sie die üppige Fülle des Sommers und sammeln Sie selbst Blüten für Öle, Bäder und Masken!

Ein Wort zum Sonnenschutz: Am wichtigsten ist für unsere Haut im Sommer der Schutz vor schädlichen Sonnenstrahlen. Zu viel Sonne lässt unsere Haut schnell altern, und Sonnenbrand kann nicht nur unschöne dunkle Flecken, sondern auch schwere Schäden bis hin zu Hautkrebs verursachen. Dennoch habe ich in diesem Buch bewusst auf ein Rezept für eine selbstgemachte Sonnencreme verzichtet, obwohl ich eine wunderschöne Rezeptur kreiert habe. Denn es ist einfach nicht möglich, den UV-Schutz einer selbst gemachten Creme genau zu bestimmen. Jede Angabe würde Ihnen eine falsche Sicherheit vermitteln. Deswegen empfehle ich Ihnen, eine der zahlreichen standardisierten Bio-Sonnencremes mit mineralischem Filter zu verwenden. So können Sie Ihre Haut sicher und ohne schädliche Stoffe vor Sonne schützen.

Und nun … geht's sorgfältig eingecremt hinaus. Spüren Sie Licht, Luft und Wärme auf der Haut und genießen Sie den Sommer in vollen Zügen, wunderbar gepflegt mit Ihren selbst gemachten Produkten.

Christina Knaus

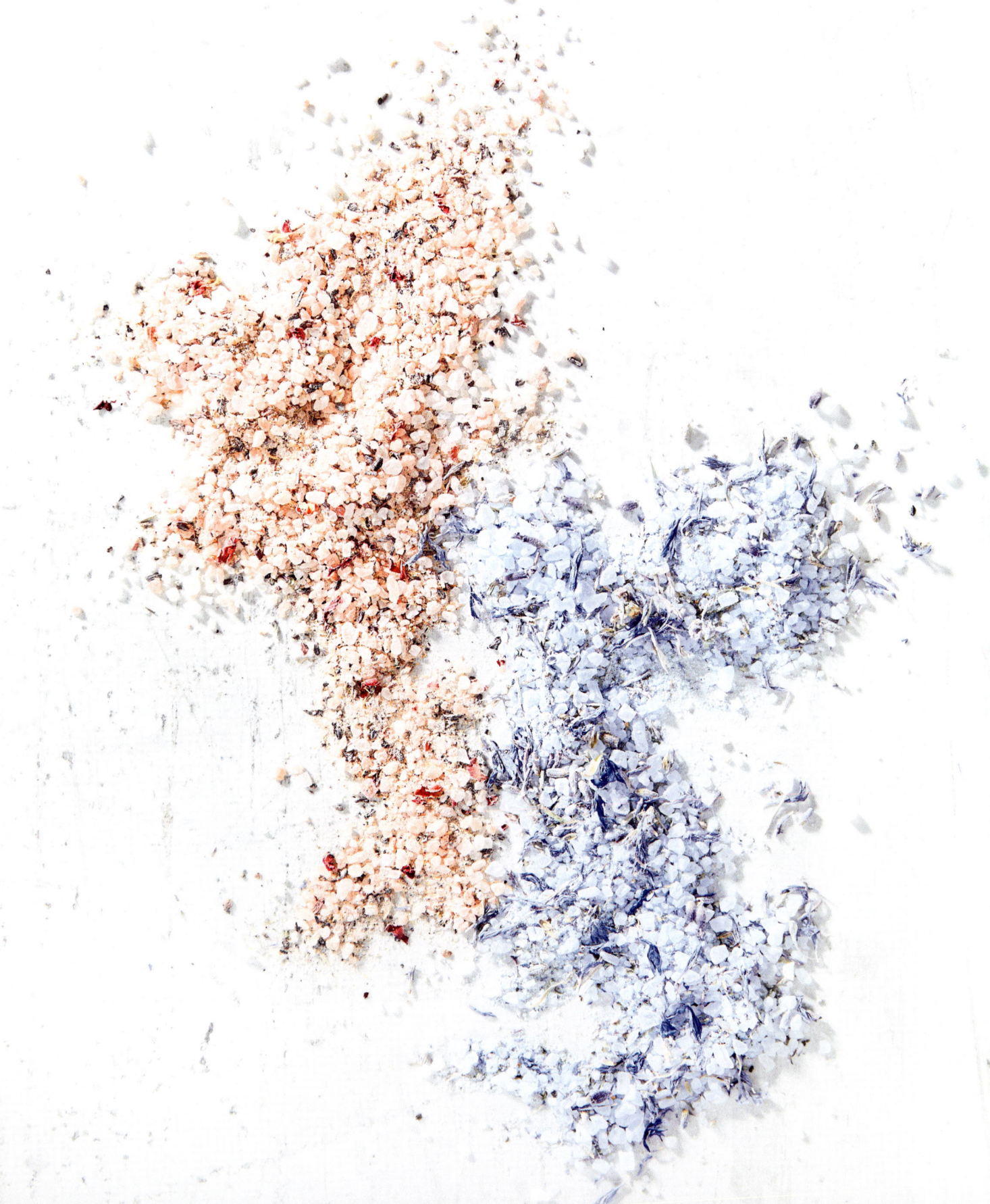

DIE EIGENE

Naturkosmetik

MANUFAKTUR

Der Einkaufskorb quillt über von frischem Bio-Obst und Gemüse, wir fahren mit dem Rad zur Arbeit und abends machen wir Sport. Wir hören auf unseren Körper, halten uns fit und achten genau darauf, welche Lebensmittel wir zu uns nehmen. Doch widmen wir die gleiche Aufmerksamkeit auch den Produkten, mit denen wir uns pflegen?

Jeden Tag verwenden wir Duschgel, Shampoo, Deo, Körperlotion, Zahnpasta, Handcreme, Lippenstift, Mascara ... Die Liste der Produkte, mit denen unsere Haut in Berührung kommt, ist lang und die der Inhaltsstoffe noch viel länger und oft sehr unübersichtlich. Konservierungsmittel, Emulgatoren, Parfüms – viele Stoffe belasten unseren Körper unnötig und die Menge an Chemikalien, die wir über unser größtes Organ aufnehmen, ist in der Summe am Ende des Tages groß. Die Etiketten versprechen jüngeres Aussehen, strahlenden Teint und manchmal sogar ein glücklicheres Leben. Die Tiegel werben mit Pflanzenbildern und preisen ihre natürlichen Inhaltsstoffe an. Doch was steckt wirklich in den Döschen, Flaschen und Tuben? Wir benutzen im Bad durchschnittlich 9–10 Produkte täglich, mit denen weit über 100 Chemikalien auf unsere Haut kommen. Wenn Sie nicht gerade echte Naturkosmetik verwenden, stecken meistens wenige natürliche Stoffe in den Cremes, Gels und Lotionen, stattdessen Füllstoffe, Konservierungsmittel und Erdölprodukte wie Parabene, Aluminium und Weichmacher.

Wenn Sie das Gefühl haben, dass Sie sich mit so vielen Chemikalien nicht ganz wohl in Ihrer Haut fühlen, möchte ich Ihnen eine Alternative vorschlagen: Eröffnen Sie Ihre eigene Naturkosmetik-Manufaktur. Ein unschlagbarer Vorteil: Wenn Sie Ihre eigenen Produkte herstellen, können Sie genau auf die Bedürfnisse Ihrer Haut eingehen und maßgeschneiderte Kosmetik mit wenigen, aber wirksamen und kostbaren Zutaten kreieren. Körperpeelings, reparierende Seren und pflegende Fußcremes – mit geringem Aufwand lassen sich die tollsten Sommerprodukte herstellen. Und Ihre selbst gemachten Kosmetika sind nicht nur gut zur Haut und Umwelt, die Herstellung macht auch noch riesig Spaß!

Für dieses Buch habe ich die Rezepte so zusammengestellt, dass für jeden Hauttyp etwas dabei ist. Sie können sich die für Sie passenden Rezepte aussuchen oder ein Rezept, das Ihnen gefällt, so variieren, dass das Resultat perfekt auf Sie abgestimmt ist. Was Sie dazu wissen müssen, steht auf den folgenden Seiten. Trauen Sie sich, die Rezepte zu verändern, ersetzen Sie z. B. Blütenwasser durch Wasser, Aloe oder Birkensaft. Sie haben nicht alle Öle zur Hand? Nehmen Sie nur ein oder zwei Öle, oder tauschen Sie die Öle gegen andere, die besser zu Ihrem Hauttyp passen. Wichtig ist nur das Mischungsverhältnis: In der Summe muss es die gleiche Menge Öl sein oder die gleiche Menge Wasser bzw. Blütenwasser.

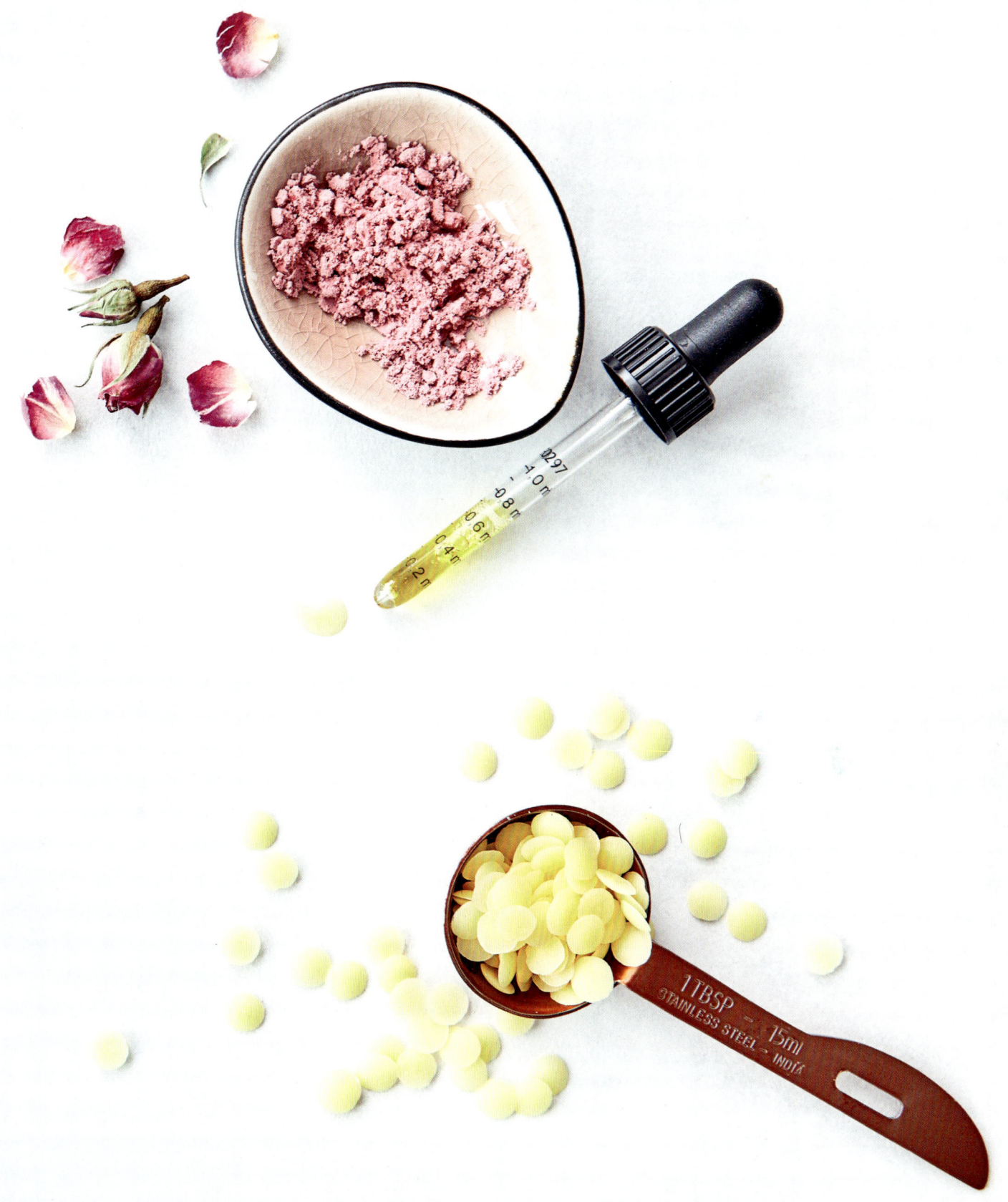

Die Haut

& UNTERSCHIEDLICHE HAUTTYPEN

Die Haut ist, um es profan auszudrücken, unsere Umverpackung, eine Barriere nach außen, eine Hülle. Und gleichzeitig ist sie viel mehr: Sie ist ein äußerst komplexes, lebendiges Organ mit einer ganzen Reihe unterschiedlicher Funktionen und Aufgaben. Sie reguliert die Körpertemperatur und hält Wasser zurück, sie schützt tagtäglich vor schädlichen Umwelteinflüssen wie Sonne, Wind, Bakterien, Viren oder Giften, sie stellt, unter Einfluss von Tageslicht, Vitamin D her, und in der Haut arbeiten Stoffwechsel und Immunabwehr auf Hochtouren.

Die Haut ist unser größtes Sinnesorgan. Über sie nehmen wir Schmerz, Druck, Temperatur, Vibrationen und Berührung wahr: Wir reagieren auf sanftes Streicheln, spüren die Sonnenwärme auf unserer Haut und genießen den sanften Druck einer Massage oder eine Umarmung.

Die Haut bildet nicht nur eine Barriere, sie nimmt auch Substanzen auf, helfende, z. B. aus ätherischen Ölen, ebenso wie schädliche, z. B. Pestizide, Konservierungsstoffe, Anti-Schimmelmittel, Farbstoffe, hormonähnliche Substanzen usw. Die Liste der Produkte, die gemieden werden sollten, ist lang.

Mit der Verwendung von natürlicher, lebendiger Pflege können wir dafür sorgen, dass unsere Haut weniger belastet wird. Auch von innen können wir unsere Haut pflegen, denn eine ausgewogene, natürliche Ernährung legt den Grundstein für strahlend schöne Haut. Ein weiterer Glow-Faktor ist ausreichend Schlaf. Was unsere Haut hingegen gar nicht mag: zu viel Sonne, Alkohol, Stress und Zigaretten.

Hauttypen und ihre Bedürfnisse

Damit unsere Haut all ihre Aufgaben wahrnehmen kann, sollten wir sie gut pflegen. Aber wie? Die Antwort auf diese Frage ist nicht für jeden Menschen und nicht in jedem Lebensabschnitt gleich. Denn unsere Haut verändert sich im Laufe des Lebens und hat in unterschiedlichen Phasen auch unterschiedliche Bedürfnisse: Die Haut von Babys und Kleinkindern ist sehr dünn und produziert wenig Fett – sie trocknet schnell aus, wenn sie überstrapaziert wird. Teenager-Haut ist nicht immer im Gleichgewicht, durch die Veränderungen im Hormonhaushalt steigt die Talgproduktion, und die Haut wird öliger. Ab vierzig nimmt die Talgproduktion dann rapide ab. Die Folge: Unsere Haut braucht mehr Fett.

Neben den Veränderungen, die unsere Haut im Laufe der Jahre erfährt, kann man sie grundsätzlich in verschiedene Typen einteilen: Normale, empfindliche, trockene, ölige (fettige), unreine (zu Akne neigende) Haut und Mischhaut, dazu kommt die reife Haut. Die unterschiedlichen Hauttypen profitieren von unterschiedlichen Rohstoffen in der Kosmetikmanufaktur. Von welchen? Das zeigt Ihnen der folgende Überblick.

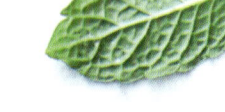
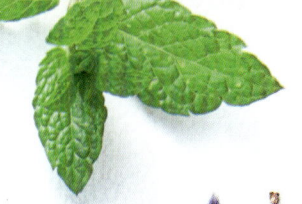

UNREINE HAUT

Unreine (zu Akne neigende) Haut ist großporig mit Pusteln und Knötchen. Ein Pflegeprogramm mit Enzympeeling und Reinigungsmaske ein- bis zweimal pro Woche reinigt die Haut sanft und gründlich.

Öle & Butter: Argan, Brokkolisamen, Johanniskraut, Jojoba, Leinsamen, Mädesüß, Mandel, Traubenkern, Sheabutter und Sonnenblume

Ätherische Öle: Immortelle, Karottensamen, Lorbeer, Lavendel, Myrrhe, Myrte, Neroli, Patschuli, Römische Kamille, Rosmarin, Teebaum, Vetiver, Weihrauch und Ylang Ylang

Hydrolate: Angelika, Hamamelis, Immortelle, Kamille, Klettenwurzel, Kornblüten, Lavendel, Neroli, Pfefferminze, Rose, Salbei und Schafgarbe

Kräuter & Co: Curcuma, Kamille, Lavendel, Manukahonig, Oregano, Pfefferminze, Rosmarin, Schafgarbe, Salbei und Thymian

ÖLIGE HAUT

Ölige Haut ist großporig, dick und ölig glänzend. Sie ist oft blass und fühlt sich bei Berührung ölig an. Dieser Hauttyp neigt zu Mitessern und Pickeln. Ein Pflegeprogramm mit Enzympeeling und Reinigungsmaske ein- bis zweimal pro Woche bietet ihm die richtige Unterstützung.

Öle & Butter: Baobab, Brokkolisamen, Hanf, Johanniskraut, Jojoba, Leinsamen, Mädesüß, Mandel, Traubenkern, Sheabutter und Sonnenblume

Ätherische Öle: Immortelle, Lavendel, Myrte, Neroli, Rosengeranie, Teebaum, Vetiver und Ylang Ylang

Hydrolate: Hamamelis, Holunderblüten, Immortelle, Kamille, Kornblüten, Lavendel, Melisse, Myrte, Pfefferminze, Rosmarin, Salbei, Thymian und Zitronengras

Kräuter & Co: Kamille, Lavendel, Manukahonig, Oregano, Pfefferminze, Rosmarin, Schafgarbe, Salbei und Thymian

NORMALE HAUT

Die normale Haut ist eher unkompliziert und ausbalanciert, weder zu trocken noch zu fettig. Sie ist rosig, weich und glatt, voller Spannkraft. Normale Haut braucht wenig Pflege, oft reicht eine milde Reinigung, ein Toner und eine feuchtigkeitsspendende Creme oder ein Serum.

Öle und Butter: Argan, Granatapfel, Haselnuss, Kakaobutter, Macadamia, Mandel, Mangobutter, Olive und Sonnenblume

Ätherische Öle: Lavendel, Neroli, Rose und Rosengeranium

Hydrolate: Calendula, Kamille, Lavendel, Neroli und Rose

Kräuter & Co: Rosenblütenblätter, Lavendel, Kamille und Haferflocken

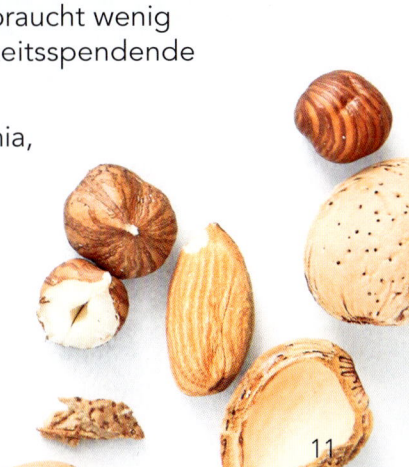
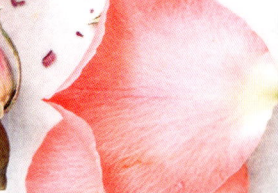

REIFE, TROCKENE HAUT

Mit Beginn der Wechseljahre verändert sich die Haut der Frau durch eine sinkende Konzentration weiblicher Sexualhormone. Die Haut wird trockener, die Haare werden spröder und manche Frauen bekommen Pickel. Durch die Hormonumstellung verlangsamt sich die Zellerneuerung, die Haut ist dünner, weniger elastisch und bekommt ausgeprägtere Falten. Reife Haut benötigt reichhaltigere Pflegeprodukte, vollgepackt mit Lipiden und Antioxidanzien.

Öle & Butter: Aprikosenkern, Argan, Avocado, Baobab, Granatapfel, Hagebutte, Jojoba, Kamelie, Karotte, Macadamia, Olive, Preiselbeersamen, Traubenkern und Sesam

Ätherische Öle: Lavendel, Karottensamen, Myrrhe, Neroli, Patschuli, Rose, Rosengeranie, Rosenholz, Sandelholz, Vetiver, Weihrauch und Ylang Ylang

Hydrolate: Ingwer, Immortelle, Jasmin, Kamille, Klettenwurzel, Lavendel, Lindenblüten, Melisse, Neroli, Rose und Sandelholz

Kräuter & Co: Aloe Vera, grüner Tee, Hopfen, Kamille, Lavendel, Rose, Rotklee, Salbei, Traubensilberkerze und weißer Tee

TROCKENE HAUT

Trockene Haut bezeichnet eine zarte, feinporige Haut, die unter Feuchtigkeits- und Lipidmangel leidet. Sie ist oft glanzlos, rau und schuppig, häufig auch spröde. Sie reagiert meist empfindlich auf Reize wie Sonne, Wind und Kälte. Manchmal fühlt sich trockene Haut dünn an, nach der Reinigung spannt sie und juckt. Auf den Wangen sind bei manchen Menschen feine Blutgefäße sichtbar.

Trockene Haut hat keine oder kaum Mitesser oder Pickel. Sie sollte mit wenig nicht zu heißem Wasser und milden Produkten gereinigt werden, zudem benötigt sie eine Pflege, die Feuchtigkeit bindet und Lipide spendet, oft mehrmals am Tag.

Öle & Butter: Aprikosenkern, Argan, Avocado, Borretschsamen, Granatapfel, Hagebuttenkern, Hanf, Jojoba, Kakaobutter, Kamelie, Kokos, Makadamia, Olive, Traubenkern und Weizenkeim

Ätherische Öle: Jasmin, Karottensamen, Lavendel, Myrrhe, Neroli, Patschuli, Römische Kamille, Rose, Rosengeranie, Rosenholz, Sandelholz, Vanille, Vetiver, Weihrauch und Ylang Ylang

Hydrolate: Calendula, Immortelle, Kamille, Kornblüte, Lavendel, Lindenblüte, Neroli, Rose und Ylang Ylang

Kräuter & Co: Aloe, Calendula, Eibisch, Hopfen, Rose, Lavendel und Kamille

MISCHHAUT

Mischhaut ist gekennzeichnet durch eine Mischung aus trockenen (Wangen) und öligeren Partien (Nase, Kinn und Stirn). Oft findet man bei Personen mit Mischhaut Mitesser an Nase und Kinn. Sie benötigt eine Pflege, die nicht weiter austrocknet. Ein Pflegeprogramm mit Toner, Enzympeeling und Reinigungsmaske ein- bis zweimal pro Woche bietet Unterstützung für diesen Hauttyp.

Öle & Butter: Aprikosenkern, Avocado, Babassusöl, Hagebutte, Haselnuss, Jojoba, Mandel, Sesam, Soja, Traubenkern, Walnuss und Weizenkeim

Ätherische Öle: Jasmin, Lavendel, Myrrhe, Myrte, Neroli, Palmarosa, Patschuli, Rose, Rosengeranie, Weihrauch, Ylang Ylang und Zeder

Hydrolate: Hamamelis, Lavendel, Neroli, Rose und Rosengeranie

Kräuter & Co: Beinwell, Calendula, Holunderblüten, Kamille, Klettenwurzel, Lavendel, Löwenzahn, Rosmarin, Oregano, Pfefferminze, Schafgarbe und Thymian

EMPFINDLICHE HAUT

Empfindliche Haut ist eher feinporig, manchmal fast transparent. Sie ist häufig irritiert, rot und schuppig. Die empfindliche Haut ist oft barriegestört, das bedeutet: Sie erfüllt ihre Schutzfunktion nicht mehr und neigt zu Trockenheit. Kennzeichnend für diesen Hauttyp sind oberflächlich erweiterte Blutgefäße an Wangen und Nasenrücken. Empfindliche Haut benötigt daher Schutz vor Austrocknung und verträgt keine Reize.

Eine milde Reinigung, sanfte Enzympeelings und Cremes ohne reizende Inhaltsstoffe sind wichtig.

Öle & Butter: Aprikosenkern, Argan, Brokkolisamen, Granatapfel, Hagebutte, Hanf, Johanniskraut, Jojoba, Kamelie, Macadamia, Mädesüß, Mandel, Nachtkerze, Olive, Sesam, Sheabutter und Sonnenblume

Ätherische Öle: Immortelle, Jasmin, Kamille, Lavendel, Palmarosa, Römische Kamille, Rose, Rosengeranie und Rosenholz

Hydrolate: Calendula, Johanniskraut, Kamille, Lavendel, Neroli und Rose

Kräuter & Co: Aloe Vera, Eibisch, grüner Tee, Haferflocken, Kamille, Lavendel, Malve, Ringelblume, Rose, Spitzwegerich und Veilchen

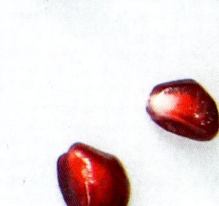

Zutaten

& IHRE VERWENDUNG

Der Sommer ist für Ihre Naturkosmetik-Manufaktur die ideale Jahreszeit: Sie finden Pflanzen mit pflegenden und heilenden Kräften ganz einfach draußen auf der Wiese, z. B. Rotklee, Kornblüten oder Kamille. Stellen Sie jetzt Blütenöle und Badesalze her, dann können Sie auch in der dunklen Jahreszeit schöne Sommerdüfte im Bad genießen.

Bei den Zutaten kommt es vor allem auf die Qualität an. Ich arbeite am liebsten mit Zutaten in Bioqualität, denn wie wir ja wissen: Die Haut nimmt nicht nur die pflegenden Substanzen auf, sondern ebenso Pestizide, Anti-Schimmelmittel und andere Zusatzstoffe. Achten Sie also auf höchste (Bio-)Qualität, und verwenden Sie möglichst immer nicht konservierte, naturbelassene Rohstoffe.

Kräuter, Blüten & Co.

Die Hauptrolle in der Naturkosmetik spielen natürlich Pflanzen. Wer die Möglichkeit hat, selbst im Wald, im Garten oder auf der Wiese frische Blüten und Kräuter zu sammeln, sollte sie im Sommer nutzen, denn jetzt können Sie wirklich aus dem Vollen schöpfen. Verwenden Sie die Pflanzen frisch in Ihren Kreationen oder trocknen Sie sie, um sie für die Produktion im Herbst und Winter aufzubewahren.

Sammeln Sie bitte nur Pflanzen, die Sie eindeutig zuordnen können, und nur so viel davon, wie Sie benötigen. Manche Pflanzen sind giftig, wirken reizend oder sind fototoxisch auf der Haut und gehören deswegen nicht in den Cremetopf. Wenn Sie unsicher sind, gilt bei der Zusammenstellung der Inhaltsstoffe für die Naturkosmetik-Manufaktur die gleiche Regel wie beim Pilze sammeln: Finger davon lassen! Am besten sollten die Pflanzen dann gesammelt werden, wenn sie nicht zu feucht sind, also nicht direkt nach einem Regenguss oder ganz früh morgens, wenn noch Tau an den Blättern haftet. Frisch gesammelte Pflanzen lässt man über Nacht auf einem Stück Zeitungspapier trocknen, bevor sie verarbeitet werden. So kann man Probleme wie Schimmel und Fäulnis vermeiden.

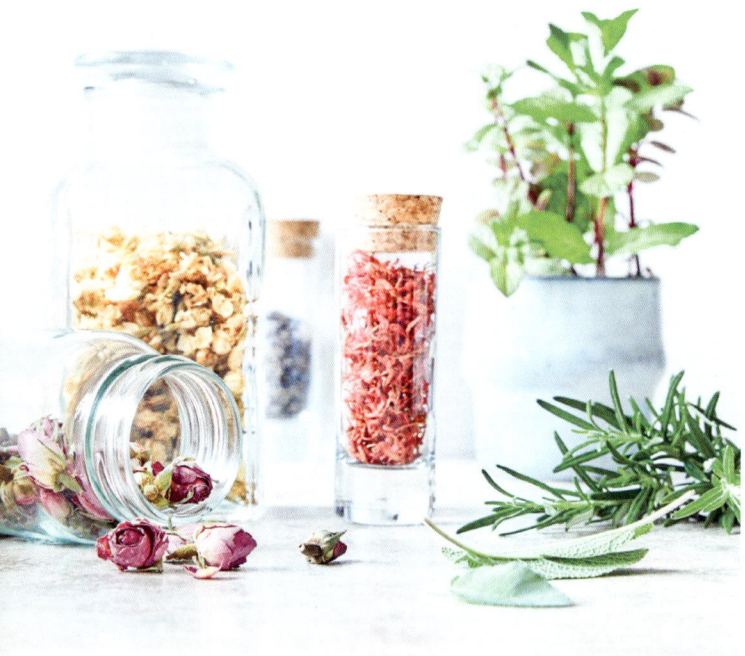

Skin Food: getrocknete Pflanzen für schöne Haut

Lang haltbar sind **Ölauszüge** (siehe Seite 30). Bei der kalten Mazeration mit Öl werden frische Kräuter zerkleinert, kurz getrocknet, in eine Flasche oder ein Glas gegeben und vollständig mit Öl bedeckt. Das verwendete Öl sollte nativ und stabil sein, gut geeignet sind Oliven-, Mandel- und Jojobaöl. Die Flasche stellen Sie dann zwei Wochen an einen ruhigen Ort. Zweimal täglich die Flasche gut schwenken und darauf achten, dass die Kräuter immer ganz mit Öl bedeckt sind. Die Pflanzenteile werden anschließend durch ein Tuch und/oder einen Teefilter abgefiltert und das Kräuteröl bevorzugt in dunkle Vorratsflaschen gefüllt. Ich verwende am liebsten frische Kräuter, sie sind intensiver und „lebendiger". Im Winter können Sie gerne getrocknete Kräuter nehmen. In den entstandenen Ölen konzentrieren sich fettlösliche, pflegende Wirkstoffe. Die Öle werden sowohl pur als Körper- und Massageöl verwendet als auch als Power-Zutat in Salben, Cremes, Butter und Lotionen.

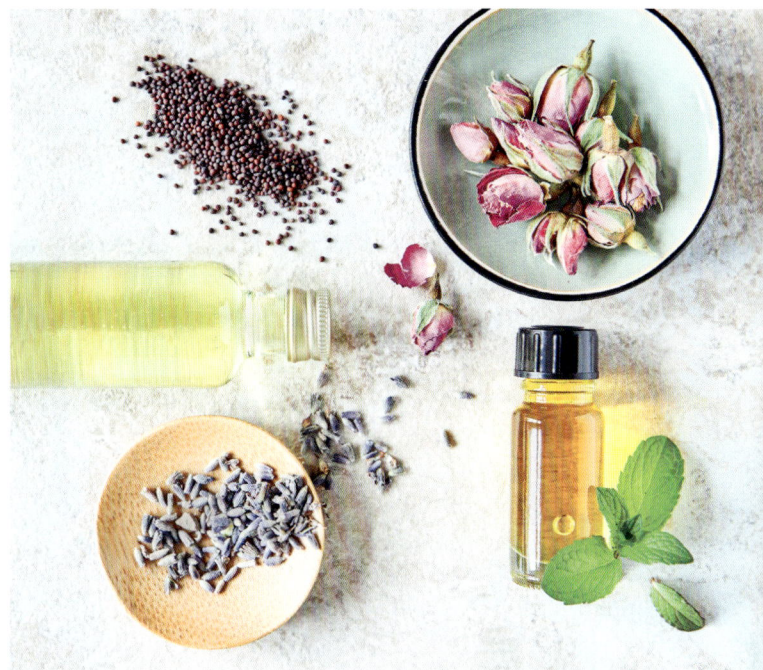

Geballte Pflanzenpower: ätherische Öle

Für einen **Aufguss** übergießt man Pflanzenteile mit kochendem Wasser und lässt sie 10–15 Minuten zugedeckt ziehen. Dann werden sie abgesiebt, und der entstandene „Tee" wird verwendet. Das kochende Wasser löst die heilenden und pflegenden Inhaltsstoffe aus den Pflanzenteilen. Aufgüsse werden oft für Bäder, Gesichtswasser und Haarpflege verwendet. Sie sind nur wenige Tage im Kühlschrank haltbar, aber man kann sie portionsweise als Eiswürfel einfrieren.

Ätherische Öle

Oft werden die ätherischen Öle nur als Duftstoffe gesehen – dabei gehören sie zu den wirksamsten und kostbarsten Zutaten in der Naturkosmetik. Ätherische Öle sind gar keine echten Öle, sondern komplexe Mischungen aus flüchtigen und fettlöslichen Substanzen. Sie werden meist durch Wasserdampfdestillation aus Blüten, Blättern und Wurzeln, aber auch aus Samen und Harzen gewonnen. Ätherische Öle duften nicht nur sehr intensiv, sondern sind extrem reich an Wirkstoffen. Dank ihrer heilenden Kräfte verleihen sie, individuell ausgesucht, Ihren selbst hergestellten Kosmetika eine revolutionäre Wirkung.

Gerade weil ätherische Öle so potent sind, muss man sie mit Vorsicht genießen: Viele von ihnen sollte man im Sommer vermeiden, denn sie können zusammen mit Sonnenlicht Hautschäden und Verbrennungen verursachen. Manche ätherischen Öle wie Bittermandel, Kampfer, Thuja und Efeu sind giftig. Andere sind bekannt für ihre hautreizenden Eigenschaften und gehören nicht in Cremes & Co, wie Nelken, Zimt und Oregano. Auch Thymian ist nur mit Vorsicht einzusetzen. In der Babypflege verzichtet man am besten ganz auf ätherische Öle, da der Geruchssinn von Babys extrem empfindlich ist und manche Öle wie Eukalyptus sogar zu akuter Atemnot führen können. Auch in der Schwangerschaft ist es besser, bestimmte Öle wie Salbei, Jasmin, Ingwer und Myrrhe nicht zu verwenden. Besprechen Sie die Verwendung bitte immer mit Ihrer Hebamme und/oder Ihrem Arzt.

Mix & Match

Ätherische Öle können die Haut reizen und Allergien auslösen, deshalb ist es wichtig, dass Sie sich ganz genau an die empfohlenen Mengenangaben halten. Und denken Sie daran: Hier hilft viel nicht viel!

Gesichtscremes und -öle:

empfindliche Haut: 3–5 TRP/50ml

sonstige Hauttypen 6–10 TRP

Gesichtsreinigungsprodukte: 5–15 TRP/50ml

Haaröl: 5–10 TRP/50ml

Körperöle: 5–15 TRP/50ml

Bäder: nicht mehr als 5–10 TRP/Vollbad

Fußbäder: 3–5 TRP/Bad

Hinweis: 20–25 TRP ätherisches Öl entsprechen ca. 1ml

Blütenwasser/Hydrolate

Hydrolate sind reines, destilliertes Wasser, versetzt mit wasserlöslichen Substanzen aus der Pflanze und einer geringen Menge an ätherischen Ölen. Sie entstehen häufig als Nebenprodukt bei der Herstellung von ätherischen Ölen. Sie duften oft herb nach Kräutern und Blüten, sind dabei aber milder als die puren ätherischen Öle. Durch den hohen Wassergehalt sind sie empfindlich und nur drei bis neun Monate haltbar. Sie sollten in dunklen Glasflaschen kühl aufbewahrt werden.

Pure Hydrolate sind wunderbar erfrischende und heilende Toner und tolle Rasierwasser. Anstelle von Wasser können Sie Hydrolate auch in Cremes und Lotionen verwenden.

Pflanzenöle und Butter

In der natürlichen Hautpflege spielen Butter und Öle eine große Rolle, ob solo als Gesichts- oder Körperöl oder als Basis in Cremes & Co. Sie werden als pflegendes Schönheitsmittel eingesetzt, mal pur, mal mit Kräutern und Blüten verfeinert.

Die verschiedenen Öl- und Butterarten haben unterschiedliche Fettsäuren und dadurch eine unterschiedliche Wirkung. Manche ziehen sehr schnell ein. Andere liegen länger auf der Haut auf, was sie zu idealen Massageölen macht. Durch die clevere Kombination verschiedener Fette, die sich in ihrer Wirkung ergänzen, können Sie sehr individuelle Produkte kreieren. Bei www.olionatura.de finden Sie eine Übersicht über die Zusammensetzung und die Eigenschaften verschiedener Öle.

Wachse

Wachse geben Produkten eine festere Konsistenz und wirken leicht emulgierend. Bienenwachs mit seinen umhüllenden und heilenden Eigenschaften ist ein perfekter Emulgator für reichhaltige, pflegende Salben und Balsame. Eine vegane Alternative ist Jojobawachs. Es ist leichter, zieht schneller ein und liegt kaum auf der Haut auf. Wenn Sie für eine Creme Bienenwachs durch Jojobawachs ersetzen möchten, nehmen Sie mehr Jojobawachs – bis zur doppelten Menge. Beerenwachs wird oft für die Lippenpflege verwendet. In Kombination mit Rizinusöl gibt es Produkten eine gelartige Konsistenz, halbtransparent und „glossy".

Emulgatoren

Emulgatoren sind Moleküle mit einem wasser- und einem fettliebenden Teil. Mit ihrer Hilfe kann man zwei nicht miteinander mischbare Flüssigkeiten, wie Wasser und Öl, vermischen. Emulgatoren werden Produkten zugegeben, damit sie stabil bleiben und sich nicht trennen. Die meisten Rezepte in diesem Buch kommen ohne Emulgatoren aus, nur bei einer Creme haben wir einen Emulgator verwendet, um diese leichter und feinstofflicher zu machen.

Tenside

Tenside sind waschaktive Substanzen, die im Prinzip die gleichen Eigenschaften wie Emulgatoren besitzen, nämlich Fett und Wasser miteinander mischbar zu machen. Außerdem verringern sie die Oberflächenspannung des Wassers. Sie lösen Fett und Schmutz von der Hautoberfläche. Als milde waschaktive Substanzen gelten Zucker- und Kokos-Tenside. In der Naturkosmetik-Manufaktur kann ich folgende öko-zertifizierte Emulgatoren/ Tenside empfehlen: Dermofeel®, Perlastan® und Plantapon®. Ich verwende gerne Castile Soap, eine Naturseife, basierend auf reinem Olivenöl. Sie eignet sich hervorragend als waschaktiver Inhaltsstoff in Duschgels und Gesichtsreinigern.

Aloe Vera

Aloe Vera wird oft bei leichten Verbrennungen und in After-Sun-Produkten eingesetzt. Es kühlt, heilt und spendet Feuchtigkeit. Es besitzt antibakterielle Eigenschaften und kann Narben aufhellen. Auch allergische und entzündliche Haut wird durch Aloe-Vera-Gel beruhigt, der Juckreiz wird gemildert. Aloe-Vera-Gel oder -Saft, die frisch aus der Pflanze gewonnen wurden, sind ganz flüssig und nur wenige Tage im Kühlschrank haltbar. Fertige Gels sind fast immer konserviert und meist mit einem Gelbildner versetzt. Wenn Sie kein frisches, stabiles Gel finden, empfehle ich Ihnen, Ihr Gel selbst herzustellen. Als Basis können Sie einen reinen, mit Benzoesäure und Sorbinsäure konservierten Saft aus dem Bioladen und Xanthan verwenden.

Erden

Erden sind feine Gesteinspülverchen und bestehen hauptsächlich aus Quarz und Silikaten. Alle Erden sind reich an Mineralien und Spurenelementen. Sie besitzen durch Ihre Feinporigkeit eine große Oberfläche mit hoher Saugfähigkeit, die Schmutz und Fette absorbiert und die Haut reinigt. Sie stabilisieren Emulsionen und machen diese leichter.

Kaolin ist eine natürliche, sehr feinkörnige weiße Tonerde ohne Eisenverbindungen. Es reinigt die Haut gründlich, aber sanft und wirkt beruhigend auf die Haut. Es mildert Rötungen und eignet sich besonders gut für empfindliche, trockene und/oder reifere Haut.

Blaue Tonerde ist eine Mischung aus Kaolin und Ultramarin. Sie eignet sich hervorragend für die empfindliche Haut und gibt Ihren Produkten eine wunderschöne blaue Farbe.

Gelbe und rote Tonerde sind von der Zusammensetzung sehr ähnlich, die unterschiedliche Farbe beruht auf verschiedenen Eisenverbindungen. Sie sind eher für normale Haut geeignet, helfen aber auch bei empfindlicher Haut. Rosa Tonerde ist eine Mischung aus roter Tonerde und Kaolin. Sie eignet sich gut für empfindliche und reifere Haut.

Grüne Erden gibt es in zwei Varianten: Illite und Montmorillonit. Illite (oder grüne Lavaerde) ist die am häufigsten verwendete Tonerde in der Naturkosmetik. Die grüne Farbe stammt hauptsächlich

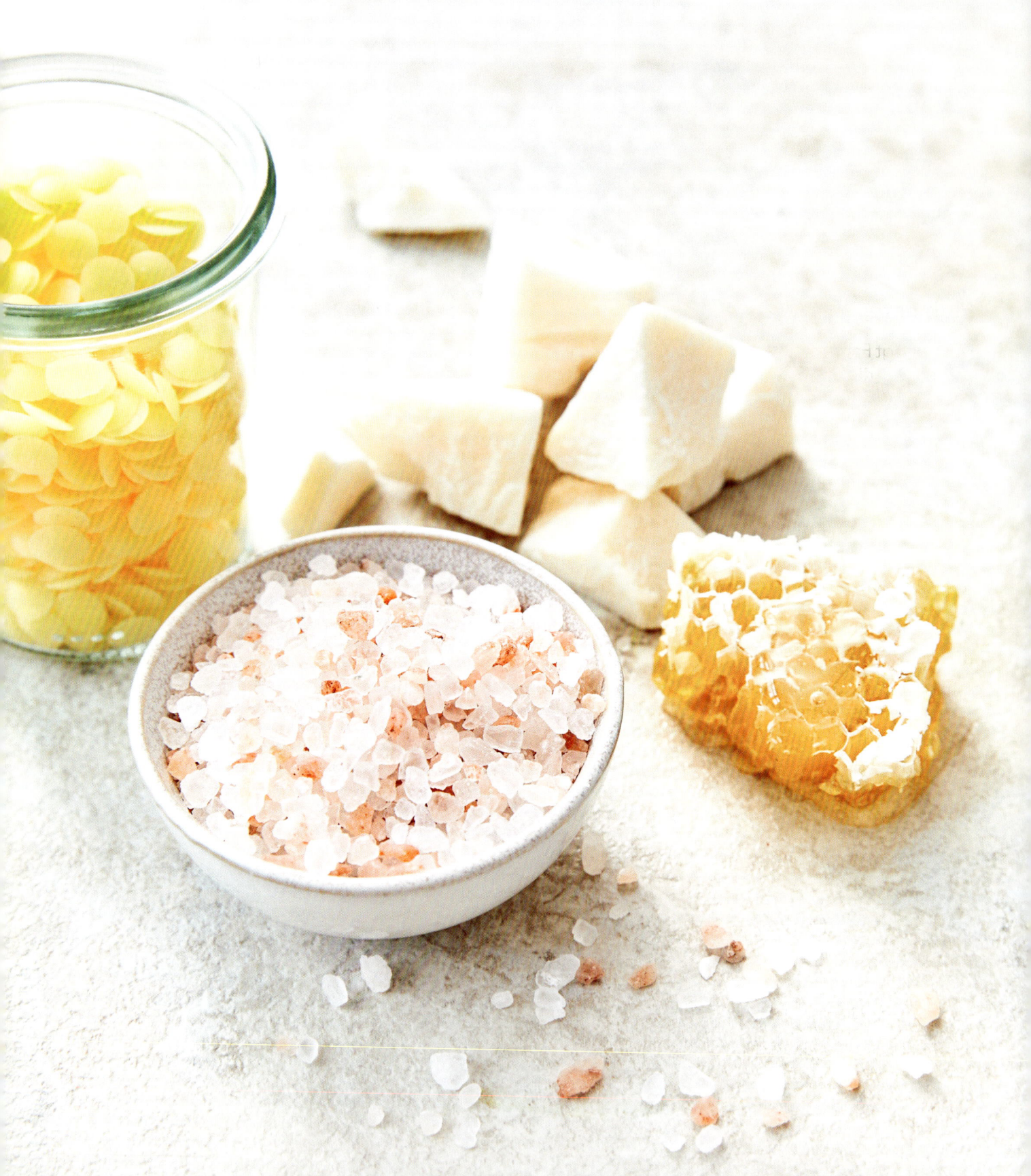

von Kupferverbindungen. Illite ist für alle Hauttypen geeignet. Die grüne Montmorillonit-Tonerde aus Frankreich ist ein Lavagestein mit hoher Reinigungskraft. Sie eignet sich für unreine, fettige und Mischhaut.

Lavaerde-Ghassoul aus Marokko ist eine Wascherde, die schon in der Antike verwendet wurde. Sie hat ein hohes Absorptionsvermögen und reinigt stark – ideal für unreine und fettige Haut.

Pigmente

Mica bringt Farbe in die Kosmetik. Mit diesem englischen Begriff für „Glimmer" bezeichnen wir Pulver aus mineralischen Pigmenten. In geringen Mengen einer Bodylotion beigemischt, lässt es die Haut sanft schimmern. Für eine schöne Farbe in Lippenpflegeprodukten und Rouge sorgen rote und gelbe Pigmente. Ein Hauch von grünem Mica in der Gesichtscreme kaschiert Hautrötungen.

Honig

Honig wird schon seit der Antike in Kosmetika verwendet. Er ist reich an Fettsäuren, Mineralien und Spurenelementen, bindet Feuchtigkeit und fördert die Durchblutung. Er wirkt heilend, beruhigend und abschwellend auf die Haut. Honig ist auch ein idealer Bestandteil von frischen Produkten, da er leicht antibakteriell wirkt und sanft reinigt. In der Haarpflege wirkt er aufhellend und feuchtigkeitsbindend. Kaufen Sie für Ihre Naturkosmetik-Manufaktur kalt geschleuderten, sogenannten „Raw", oder naturbelassenen Honig. Manuka-Honig aus Neuseeland gilt als besonders wertvoll. Für alle, die vegane Kosmetik bevorzugen, ist Ahornsirup mit Zitronensaft eine Alternative.

Milchprodukte

Produkte wie Joghurt, Sahne, Buttermilch, Milch oder Molkepulver sind wertvolle Zutaten in der Kosmetikherstellung. Ihre Milcheiweißmoleküle und Milchfette legen sich wie eine pflegende Hülle über die Haut. Die Fette sind unseren eigenen Hautfetten sehr ähnlich und wirken beruhigend, regenerierend und nährend. Die Milchsäure wirkt wie ein mildes „chemisches" Peeling und löst Verhornungen und Hautschuppen sanft ab. Die Haut wird belebt und sieht frisch und gesund aus. Milchsäure stabilisiert zudem den pH-Wert der Haut und damit den natürlichen Säureschutzmantel. Sie ist ebenfalls ein natürlicher Bestandteil unseres eigenen feuchtigkeitsbindenden Faktors (NMF). Die Milchzuckermoleküle und Mineralien funktionieren wie natürliche kleine Feuchtigkeitsspeicher und legen in der Haut ein Depot an. Deswegen eignet sich Joghurt gut als kühlendes After-Sun-Produkt nach einem Tag in der Sonne. Die in ihnen enthaltenen Vitamine machen Milchprodukte zusätzlich zu wichtigen Bestandteilen in der Anti-Aging-Pflege.

Sahne und Milch arbeiten außerdem wie natürliche Emulgatoren: Wer nicht möchte, dass das pure Badeöl auf der Wasseroberfläche schwimmt, gibt einen Schuss Milch oder Sahne in das Badewasser.

Salze

Ein wichtiger Bestandteil von Körperscrubs und Bädern sind Salze. Mit der Auswahl des richtigen Salzes können Sie Ihre Rezeptur verbessern und verschönern. So beeinflusst z. B. die Körnergröße, wie das Produkt aussieht und sich anfühlt: In Scrubs ist oft ein feinkörnigeres Salz besser, während in Bädern grobkörnigere Salze schöner aussehen.

Normales **Meersalz** besteht zu etwa 97 % aus Kochsalz (Natriumchlorid), der Rest sind hauptsächlich Kalium-, Magnesium- und Mangansalze.

Himalayasalz ist ein rosafarbenes Steinsalz aus Pakistan, das häufig für Bäder und Peelings verwendet wird. Im Grunde genommen ist es ein Meersalz mit einem höheren Anteil an Eisenverbindungen, die dem Salz die schöne zartrosa Farbe verleihen.

Die Zusammensetzung von **Salz aus dem Toten Meer** unterscheidet sich deutlich von normalem Meersalz: Hauptbestandteil ist mit etwa 50 % Magnesiumchlorid und nicht Natriumchlorid. Salz aus dem Toten Meer ist reich an weiteren Mineralstoffen wie Kalzium, Kalium und Jod. Auch Spurenelemente wie Zink, Eisen, Kupfer und Brom sind darin enthalten. Die pflegende Wirkung von Bädern mit diesem Salz ist schon seit der Antike bekannt.

Ein Spezialsalz ist **Epsomsalz**. Es besteht hauptsächlich aus Magnesiumsulfat und wird gerne für muskelrelaxierende oder Detox-Bäder genutzt.

Zucker

Zucker ist ein natürlicher Feuchtigkeitsbinder und wird gern in Scrubs verwendet. Da Zuckerkristalle nicht so scharfe Kanten haben wie Salzkristalle, empfindet man Zuckerscrubs oft als angenehmer. Puderzucker ist perfekt, die feine Körnung ist sanft und der Scrub bleibt länger auf der Haut.

Wasser

In Cremes und Lotionen wird Wasser gern verwendet, um die Rezeptur geschmeidiger zu machen. In der eigenen Kosmetik-Manufaktur ist es aber eine problematische Zutat: Je mehr Wasser ein Produkt enthält, umso empfindlicher ist es für Bakterienbefall oder Schimmel. Verwenden Sie am besten nur frisch abgekochtes Leitungswasser. Sie können in den Rezepten auch den Wasseranteil durch Hydrolate ersetzen, die etwas länger haltbar sind.

Konservierungsmittel und Antioxidanzien

Leider wird natürliche Kosmetik nicht von Keimen und Bakterien verschont, sie ist im Gegenteil sogar anfälliger als herkömmliche Kosmetik, da die verwendeten Zutaten lebendiger und nahrhafter sind. Daher ist es nicht immer möglich, auf Konservierungsmittel zu verzichten, obwohl sie oft kritisch betrachtet werden und man sie natürlich am liebsten gar nicht verwenden würde.

Einige natürliche Zutaten können leicht konservierend wirken, wie ausgewählte ätherische Öle (z. B. Benzoe-, Eukalyptus- und Rosmarinöl) und Ethanol. Auch Glycerin wirkt stabilisierend und leicht konservierend. Dermosoft 1388 Eco®, Biokons Plus und Rokonsal™ sind milde Konservierungsmittel, die für die Naturkosmetikmanufaktur geeignet sind.

Neben Verkeimung stellt Oxidation das größte Haltbarkeitsproblem dar. Fetthaltige Produkte können oxidieren und ranzig werden. Antioxidanzien binden Sauerstoffmoleküle und schützen die Fette so vor Oxidation. Ein häufig verwendetes Antioxidans in der Naturkosmetik ist natürliches Vitamin E.

Verträglichkeit TESTEN

Wir können auf die meisten Stoffe allergisch reagieren, häufig sind Allergene sogar zu 100 % natürlich wie Pollen, Nüsse oder Milcheiweiß. Daher kann man auch auf Naturkosmetik allergisch reagieren. Am häufigsten reagieren sensible Menschen auf ätherische Öle, Lanolin und Henna. Ich empfehle Ihnen, bei jedem neu hergestellten Produkt zur Sicherheit einen kleinen „Verträglichkeitstest" auf der empfindlichen Innenseite des Unterarmes zu machen.

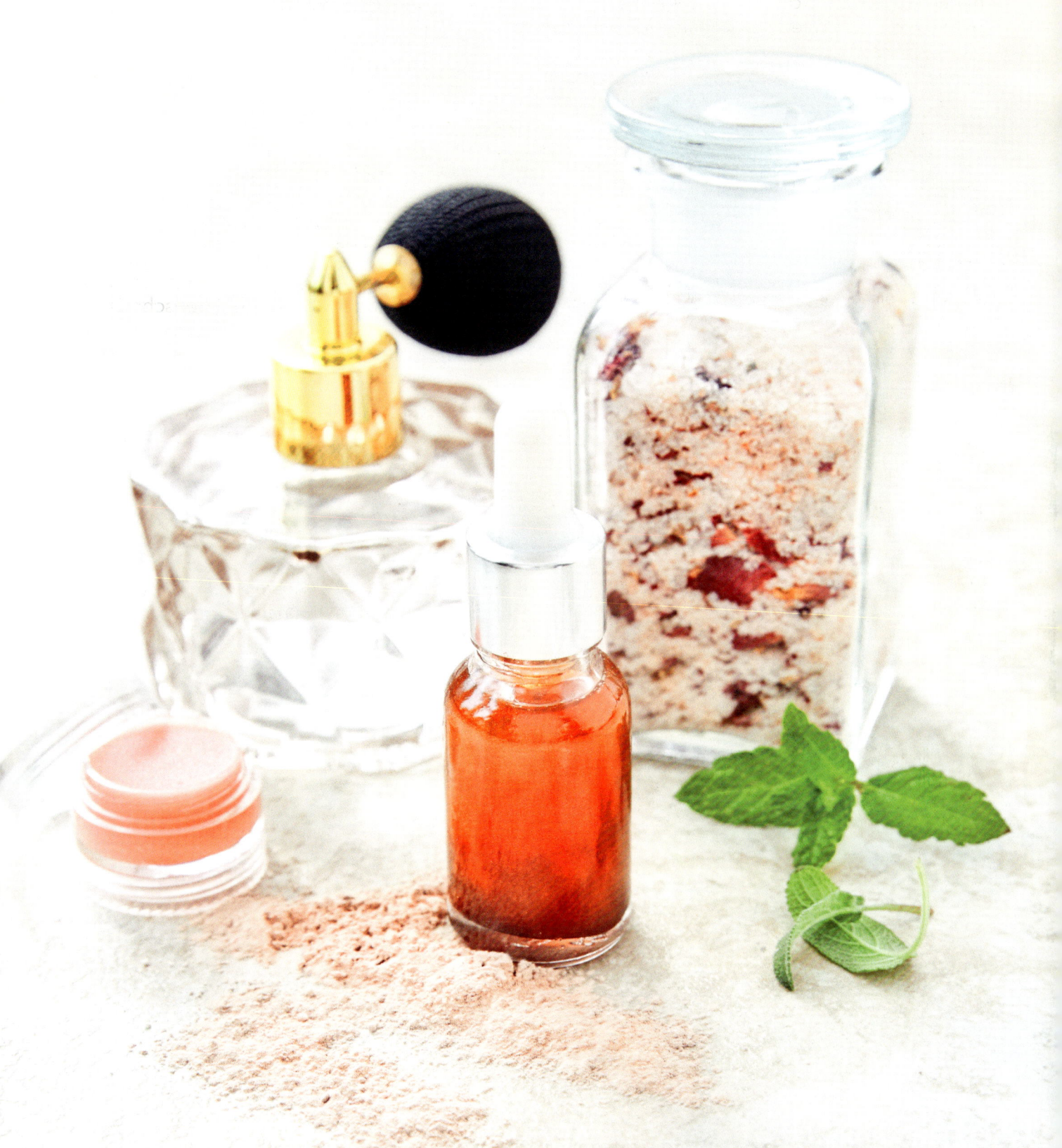

Hygiene
TIPPS

In der Naturkosmetik-Manufaktur herrscht ein strenges Reinheitsgebot. Da wir meist ohne Konservierungsstoffe arbeiten, muss immer alles sauber und keimarm sein. Das funktioniert am besten, wenn wir gut organisiert und optimal vorbereitet sind.

Räumen Sie daher zuerst die Arbeitsfläche frei und machen Sie sie sauber. Wischen Sie die Fläche mit 70-prozentigem Alkohol ab. Töpfe, Spatel und anderes hitzebeständiges Werkzeug lassen Sie 10 Minuten in Wasser auskochen. Wer einen Dampfgarer besitzt, kann die Utensilien etwa 10 Minuten im Dampf sterilisieren und auch in der Mikrowelle kann sterilisiert werden. Gläser lassen sich, wie bei der Marmeladenherstellung, im Backofen bei 120 °C in etwa 10 Minuten keimfrei machen.

Bevor es losgeht, legen Sie alle sauberen Arbeitsmittel und Küchenpapier bereit. Wischen Sie alle Utensilien mit 70-prozentigem Alkohol ab, auch die Innenseite der Deckel. Binden Sie die Haare zurück, waschen Sie die Hände (wer möchte, kann mit Einmalhandschuhen arbeiten), binden Sie eine Schürze um und … los geht's!

Ich empfehle Ihnen, eine Kopie des Rezepts zu machen und einen Stift bereitzulegen: So können Sie sich während der Arbeit Notizen machen, und es macht nichts aus, wenn mal etwas daneben gehen sollte. Stellen Sie sicher, dass alle Zutaten vorhanden sind, bevor Sie loslegen.

Um die Utensilien nach der Herstellung zu reinigen, verwenden Sie am besten zuerst Küchenpapier und danach Handspülmittel, bevor Sie die Utensilien in die Spülmaschine geben. Wählen Sie ein Programm, das mit 60 °C oder mehr spült.

In der Naturkosmetik-Manufaktur sollten immer nur kleine Mengen von Produkten hergestellt und innerhalb kurzer Zeit verbraucht werden. Sind frische Zutaten wie Milch, Obst oder frische Aloe Vera im Spiel, müssen die Produkte sogar am Tag der Herstellung verwendet werden. Wie lange Sie ein Produkt aufbewahren können, entscheidet immer die Zutat mit der kürzesten Haltbarkeit. Produkte, die Wasser enthalten, werden durch Zugabe eines milden Konservierungsmittels länger haltbar.

Außerdem ist es wichtig, die richtige Verpackung und Verpackungsgröße zu wählen. Denn wenn eine kleine Menge Creme in einem allzu großen Topf landet, bleibt viel Platz für Sauerstoffmoleküle, und Sauerstoff macht Fette ranzig. Legen Sie immer sofort den Deckel auf – wenn der Cremetopf offen ist, dringen Keime leichter ein, und die Produkte trocknen schneller aus. Eine gute Alternative sind sogenannte Air-Less-Spender. Sie sind so konstruiert, dass keine Luft von außen eindringen kann. Beschriften Sie Ihre Produkte mit Namen und Herstellungsdatum und bewahren Sie sie dunkel und trocken auf. Ganz wichtig: Finger weg – bitte immer saubere Spatel, Löffel oder Messer bei Herstellung und Entnahme der Produkte verwenden.

Auch Ihre Zutaten sollten Sie sorgfältig aufbewahren. Pulver, Tees und getrocknete Blüten lagert man am besten trocken in luftdichten Behältern. Fette und Öle können in geschlossenen Behältern dunkel und bei Raumtemperatur aufbewahrt werden. Kaufen Sie nicht zu große Mengen, auch wenn es auf den ersten Blick preiswerter erscheint: Am Ende wird es teurer, da Sie verdorbene Ware wegwerfen müssen.

Utensilien

Für die Rezepte in diesem Buch benötigen Sie keine Spezialgeräte. Küchenutensilien, wie man sie in jedem Haushalt findet, sind völlig ausreichend. Das Wichtigste bei der Auswahl der Utensilien ist: Sie müssen leicht zu reinigen sein. Besonders gut geeignet sind daher Materialien wie Metall oder Glas.

BENÖTIGT WERDEN:

· Wasserbad (ein Topf mit gut passender, hitzefester Schüssel)

· digitale Waage mit 1-Gramm-Schritten und Zuwiegefunktion (Tara)

· Messlöffel für kleine Mengen, z. B. ein Küchenmaß-Set

· Messbecher aus Metall und/oder Glas

· Glasbecher in unterschiedlichen Größen

· Glas- oder Metallschüsseln in unterschiedlichen Größen

· Rührgerät und Schneebesen, gern groß und klein

· Mixer/Pürierstab

· Kaffeemühle

· Mörser

· Rührstäbe aus Glas oder Spatel aus Metall

· Trichter, mittelgroß und klein

· Teigschaber, leicht zu reinigen

· Thermometer

· 70-prozentiger Alkohol

· Teefilter aus Papier

· Küchenrolle, Schürze & Geschirrtücher

· passende Etiketten, Flaschen und Gläser

· Notizheft und Stift

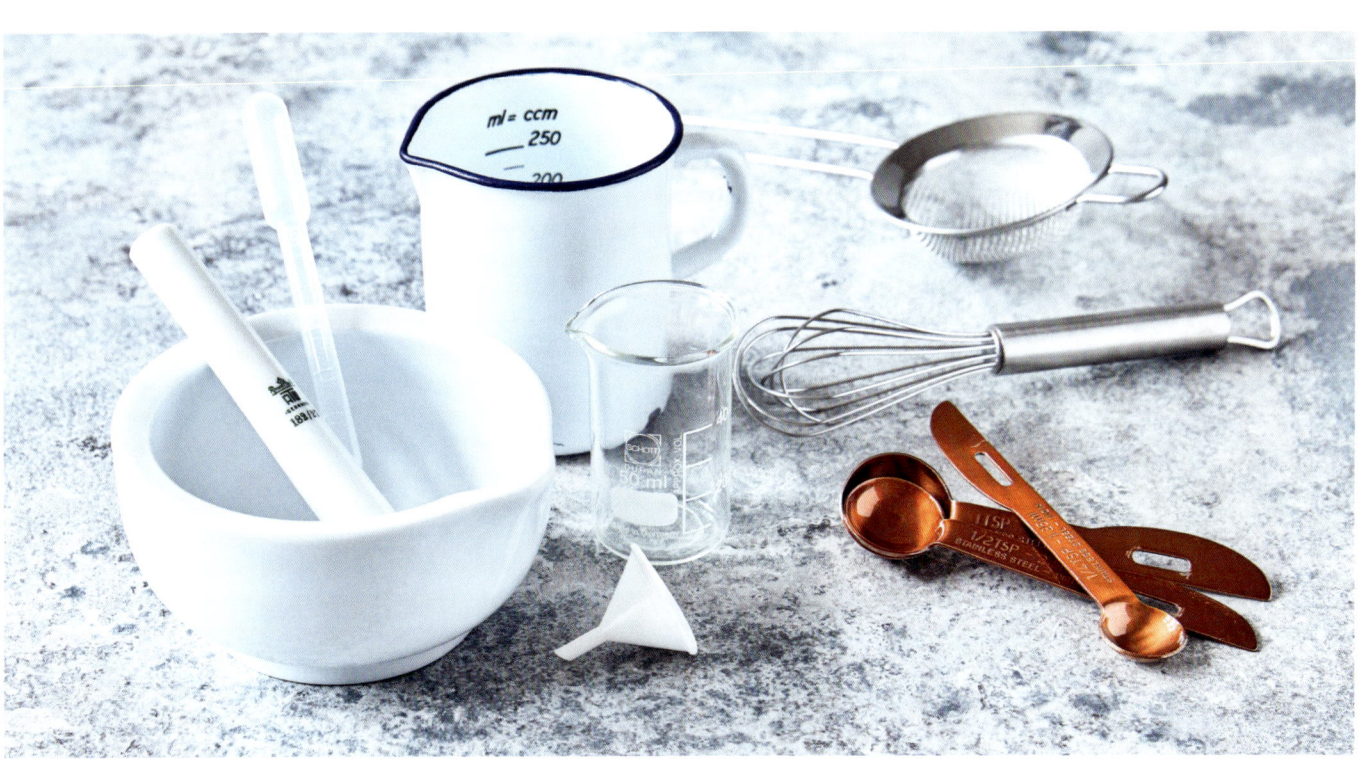

Rezepte
FÜR DEN SOMMER

Sommer, Sonne, Meer – die schönste Jahreszeit ist da, und wir genießen lange Tage am Strand und Fahrradtouren durch laue Sommernächte. Doch vor lauter Freude über die wärmenden Sonnenstrahlen dürfen wir nicht vergessen, uns auch zu schützen: Unsere Haut braucht Schutz vor zu viel Sonne, denn nichts lässt uns schneller altern. Salz und Chlor strapazieren Haut und Haare, und die Wärme kann für den ganzen Organismus anstrengend sein.

Die wichtigste Unterstützung für Ihren Körper an heißen Tagen ist Feuchtigkeit. Trinken Sie viel. Haut und Haare freuen sich, wenn Sie Salz oder Chlor nach dem Bad im Meer oder Pool immer kurz abduschen. Danach erfrischen Sie ein selbstgemachter Body Splash und ein Gesichtstoner. Im Sommer muss die Pflege nicht so reichhaltig sein wie im Winter. Wichtig ist auch hier die Feuchtigkeit, meist reicht ein Gel oder ein Serum, ganz auf Ihre Bedürfnisse zugeschnitten. Ein Körper-Scrub und danach ein pflegendes Körperöl bringen Ihre gebräunte Haut zum Strahlen.

Zu Ihnen passende kleine Pflegewunder können Sie ohne Aufwand und mit wenigen ausgewählten Zutaten in Ihrer eigenen Naturkosmetik-Manufaktur herstellen. Die Rezepte in diesem Buch sind einfach und erstaunlich effektiv. Sie lassen sich zudem leicht variieren: Wenn Sie mögen, tauschen Sie die angegebenen Öle gegen andere aus, die perfekt zu Ihrem Hauttyp passen, und ergänzen Sie die Rezepte mit Kräutern aus dem Garten oder eine paar Tropfen ätherischer Öle, die Ihre Haut verwöhnen. Probieren Sie einfach mal unterschiedliche Öle aus: Welches passt am besten zu Ihnen? Auch Anregungen für echtes Skin Food habe ich für Sie zusammengestellt, für Masken & Co., die Sie mit frischen Zutaten aus der Küche herstellen können. Diese Produkte haben eine recht kurze Haltbarkeit und sollten frisch verwendet werden.

Der Sommer ist die Jahreszeit der Fülle, es gibt unendlich viele Farben, Düfte, Kräuter und Blumen. Nutzen Sie diese Artenvielfalt und stellen Sie herrlich duftende Pflanzenöle her. Sammeln Sie heilende Kräuter und Blüten und trocknen Sie diese für den Winter. Und während Sie Ihren Vorrat für die kalte Jahreszeit anlegen, gönnen Sie sich zwischendurch ein Bad in einem Meer von frischen Blüten aus dem Garten, ein Fußbad mit frischer Minze, Meersalz und ein paar Limettenscheiben … genießen Sie den Sommer in vollen Zügen.

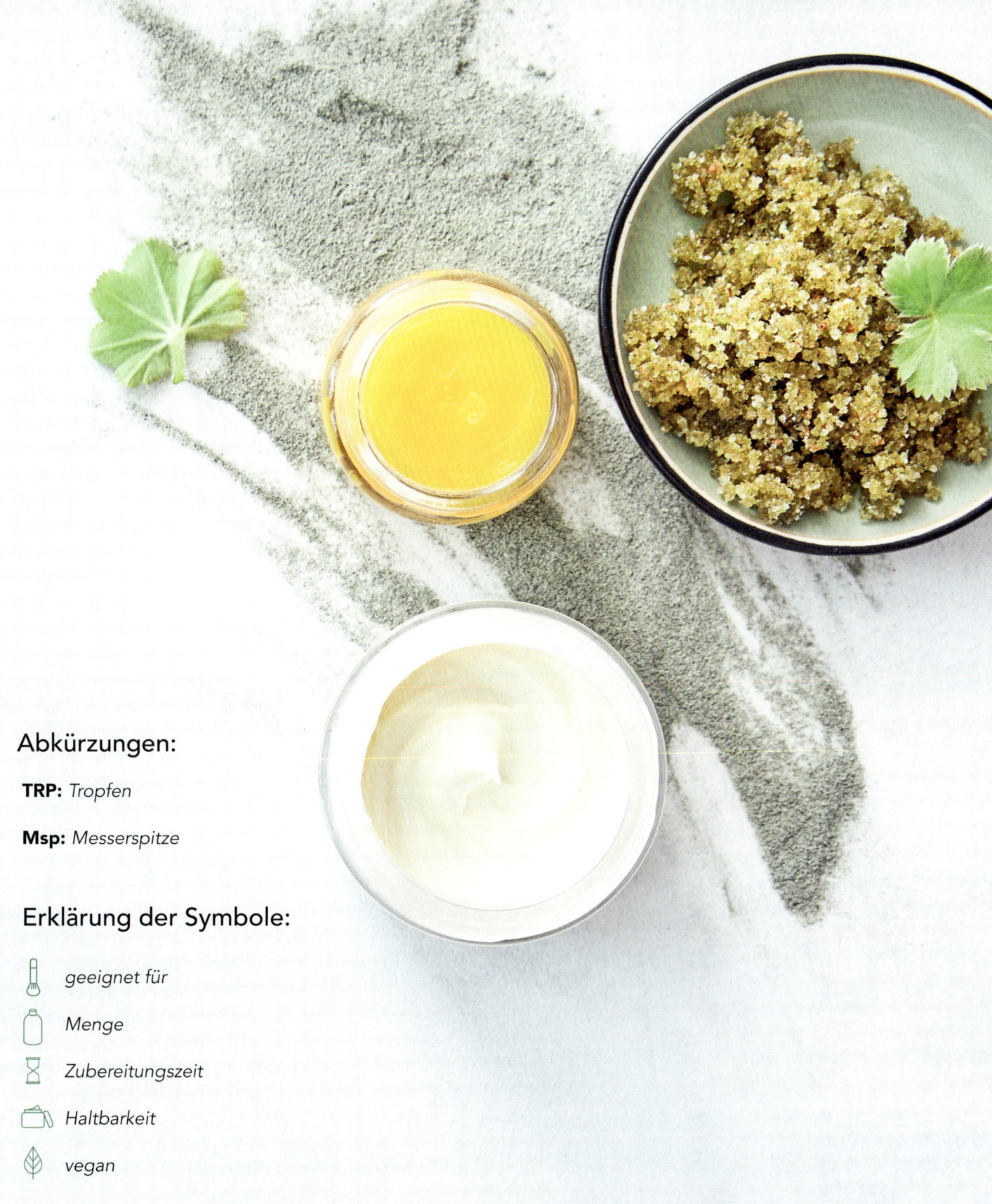

Abkürzungen:

TRP: *Tropfen*

Msp: *Messerspitze*

Erklärung der Symbole:

geeignet für

Menge

Zubereitungszeit

Haltbarkeit

vegan

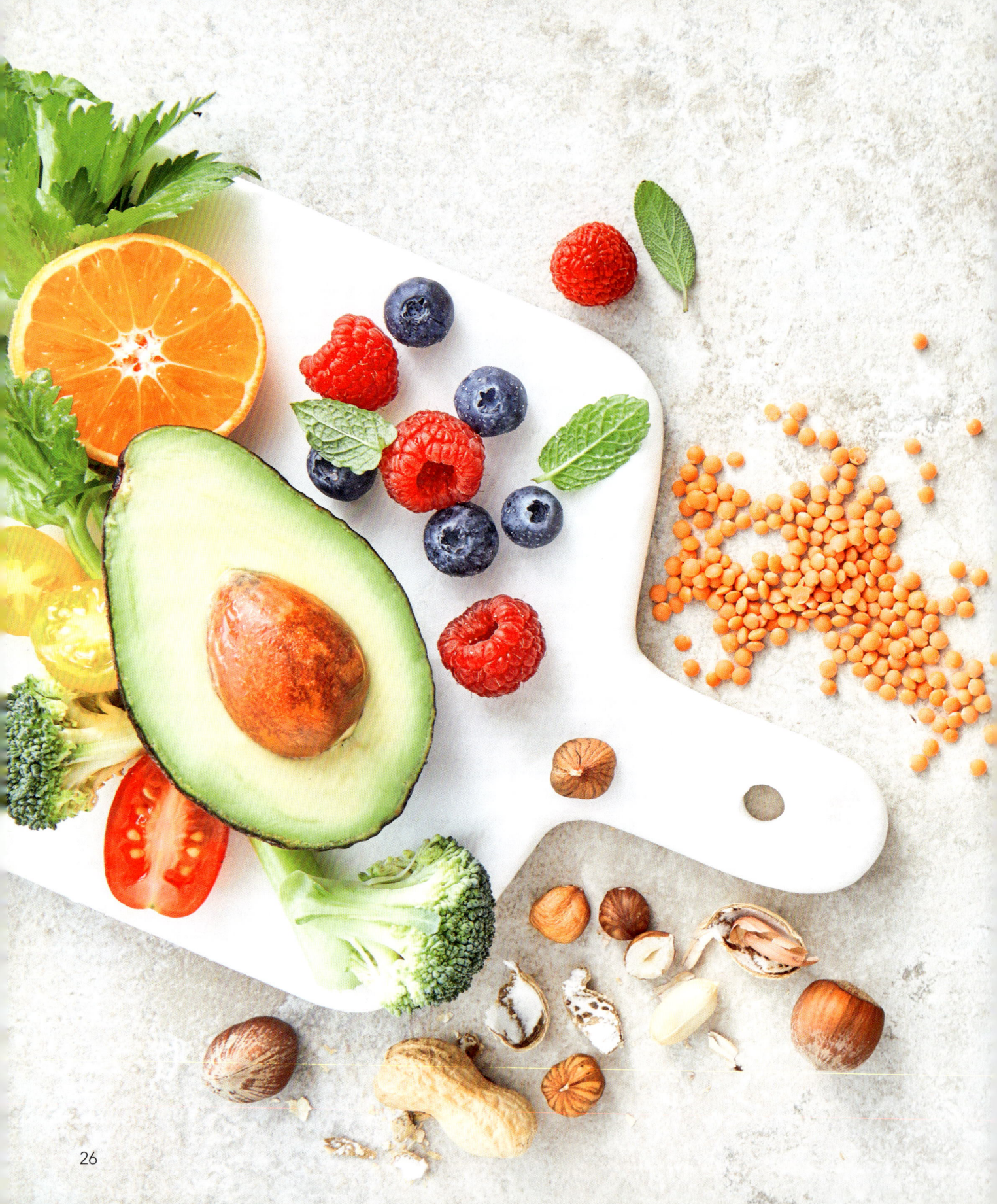

Skin Food

BEAUTIFUL FOOD

Du bist, was Du isst ... Wahre Schönheit kommt tatsächlich von innen, denn was auf dem Teller landet, bildet die Basis für den Teint.

Wenig Alkohol, wenig Zucker, viel Gemüse, gesunde Fette – das sind die richtigen Bausteine für Haut und Haar. Buntes Gemüse, Beeren und Obst liefern wichtige Vitamine, Nüsse und Avocado enthalten gesunde Fette und Vitamin E. Essen Sie Linsen, Bohnen & Co. für eine straffere Haut, denn Hülsenfrüchte liefern hochwertiges Eiweiß, das für die Kollagensynthese besonders wichtig ist. Lycopin in Tomaten kann die Haut vor Sonnenschäden schützen.

Viele Nahrungsmittel, die wir in unserer Küche finden, sind wahre Glow Booster, denn sie machen uns von innen und von außen schön: Kakao, Honig oder Joghurt schmecken nicht nur gut und sind gesund, sondern haben auch ihren festen Platz in der Beautyroutine, z.B. als Zutat in Masken und Peelings.

SKIN FOOD – KAKAO

Kakao ist reich an Antioxidantien, die freie Radikale fangen und so die Haut gegen Umweltstress und frühzeitiges Altern schützen. Gesunde Fettsäuren wie Omega 6 binden Feuchtigkeit. Außerdem enthält Kakao Inhaltsstoffe, die das Wachstum der Hautzellen fördern. Ein hoher Gehalt an Magnesium und Vitamin C verstärken den Anti-Aging-Effekt von Kakao. Diese schützenden Eigenschaften machen ihn zu einer tollen Zutat für die Körperpflege, innerlich und äußerlich. Machen Sie sich beispielsweise einen pflegenden Gesichts-Scrub mit Kakaopulver, Honig, Puderzucker und ein wenig Olivenöl.

Summer in a Jar

BADESALZ MIT BLÜTEN

Fangen Sie den Sommer ein und speichern Sie ihn in Gläsern! Sammeln Sie frische Blüten und stellen Sie wunderbar duftende Bäder her – dann können Sie im Winter in der Wanne liegen und von lauen Sommerabenden träumen.

ZUTATEN

Blüten von 30 Wildrosen oder 10 Gartenrosen

Blüten von 10 Ringelblumen

Blüten von 10 Kornblumen

Blüten von 15 Stängeln Lavendel

1 kg Meersalz

ZUBEREITUNG

1. Sammeln Sie frische Blüten und legen Sie sie 6–8 Stunden oder über Nacht zum Antrocknen auf Küchenpapier.

2. Schichten Sie das Salz und die Blüten in 2 schöne Gläser. Verschließen Sie sie sorgfältig und lassen Sie sie 2 Wochen an einem ruhigen Ort stehen.

ANWENDUNG

Für ein Vollbad lösen Sie 3 Handvoll Badesalz im Wasser auf, für ein Fußbad genügt 1 Handvoll.

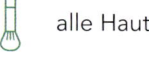 alle Hauttypen

 2 Gläser à 500 ml

 8 Stunden trocknen lassen + 5 Minuten + 2 Wochen Ruhezeit

 12 Monate

 vegan

FRESH BEAUTY – FRISCH AUS DEM GARTEN

Sie können unterschiedliche Kräuter und Blüten verwenden. Besonders schön duften Rosen-, Rotklee-, Lavendel-, Holunder-, Linden- und Veilchenblüten, eine spannende Note geben Kräuter wie Rosmarin, Salbei, Thymian oder Minze. Für einen Frischekick verwenden Sie Blätter von Minze oder Zitronenverbene. Ich achte darauf, auch dem Auge etwas zu bieten, und gebe Blüten hinzu, die nicht so stark duften, aber wunderschöne Farben haben, z. B. Kornblumen und Pfingstrosen. Wenn Sie keine Möglichkeit haben, frische Blüten zu sammeln, können Sie auch getrocknete verwenden. Ein rosa Badesalz erhalten Sie, wenn Sie Himalayasalz und Rosenblütenblätter oder Rosenknospen verwenden. Neben Kräutern und Blüten können Sie auch geriebene Zitronen- und Orangenschale verwenden, sie geben dem Badesalz Zitrusnoten.

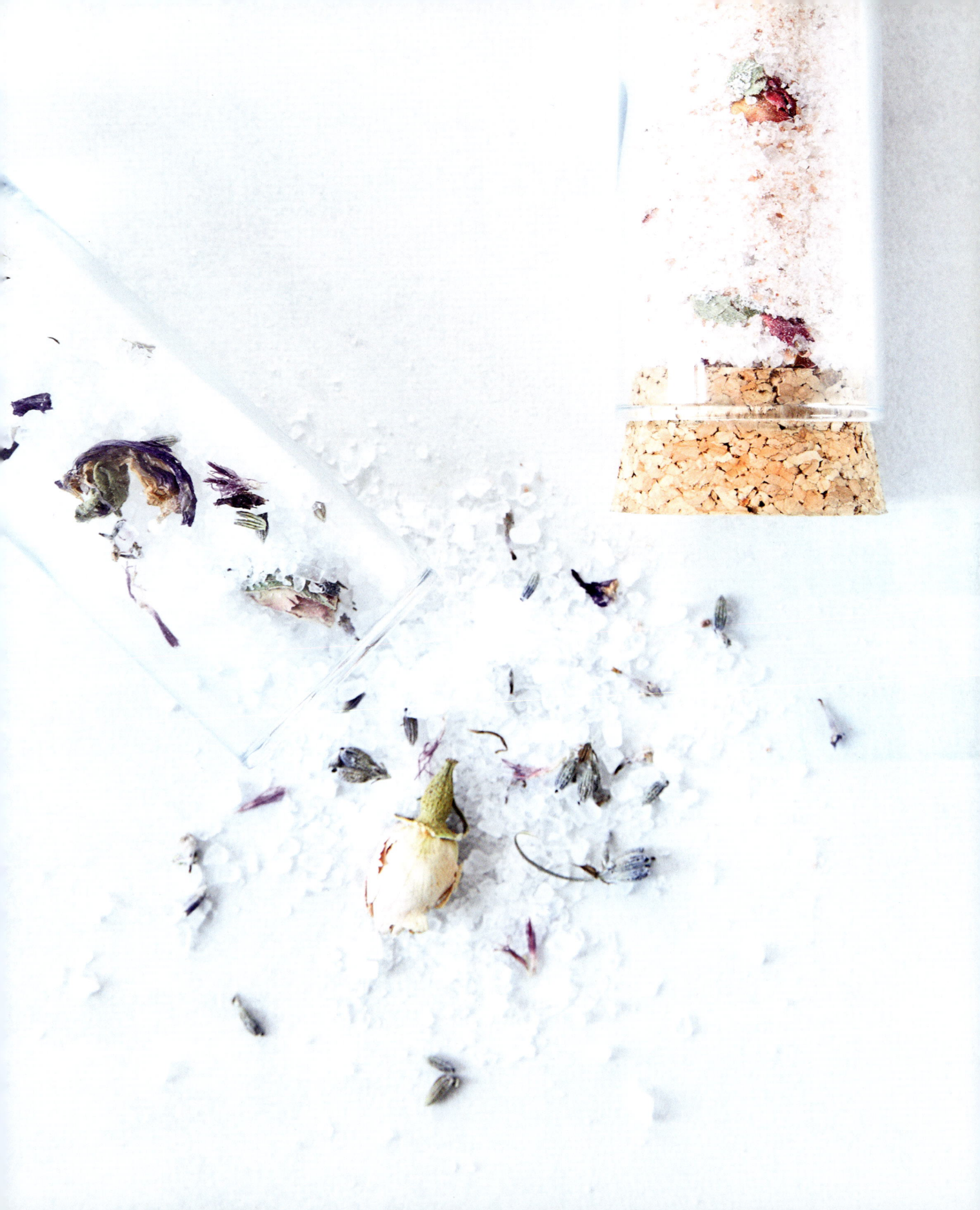

Dream Catcher

PUDRIGES KÖRPERÖL

Nutzen Sie die Artenvielfalt des Sommers und stellen Sie wunderschöne Blütenöle her. Erdiger Lavendel und pudrige Rose ergänzen den holzigen Duft der Arnikablüten.

ZUTATEN

½ Tasse Lavendelblüten

½ Tasse Rosenblüten-blätter oder Rosen-knospen

½ Tasse Arnikablüten

300–400 g Mandelöl

ZUBEREITUNG

1. Lassen Sie die Blüten über Nacht auf Küchenpapier antrocknen.

2. Zerkleinern Sie die Blüten grob mit einem Küchenmesser. Dann geben Sie sie in ein trockenes Glas und bedecken sie komplett mit dem Öl. Drücken Sie die Blüten dabei mit einem Löffel nach unten. Es ist wichtig, dass keine Pflanzenteile herausragen, die Blüten müssen vollständig bedeckt sein. Verschließen Sie das Glas sorgfältig und stellen Sie es an einen ruhigen Ort.

3. Schwenken Sie das Glas mehr-mals täglich.

4. Nach 2 Wochen hat das Öl den Geruch der Blüten angenommen. Filtern Sie nun die Blüten heraus, am besten mit einem Teefilter, und füllen Sie das Öl zur Aufbewahrung in dunkle Flaschen ab.

ANWENDUNG

Sie können das Öl als pflegendes Körperöl verwenden: Tragen Sie es direkt nach dem Duschen auf die noch feuchte Haut auf. Es eignet sich auch hervorragend als Badeöl oder als Zutat in selbst hergestellter Creme oder Butter.

 alle Hauttypen, besonders trockene, gestresste oder reife Haut

 2–3 Flaschen à 100 ml

 8 Stunden Trocknen + 5 Minuten + 2 Wochen Ru-hezeit

 3–6 Monate

 vegan

FRESH BEAUTY – FRISCH AUS DEM GARTEN

Toben Sie sich aus: Sie können duftende Blüten wie Rosen, Veil-chen und Lavendel verwenden oder heilende Öle mit Kamille, Nachtkerze oder Calendula herstellen. Auch Lindenblüten, Rotklee und Löwenzahn eignen sich hervorragend für selbst hergestellte Öle, sie duften eher dezent. Als Basis nehmen Sie stabile Öle wie Jojoba-, Mandel-, Sesam- oder Olivenöl, die lange halten. Selbst hergestelltes Lavendel-/Johanniskrautöl ist ein schönes Sommeröl. Es lindert Sonnenbrand und pflegt die Haut. Bitte beachten Sie: Johanniskrautöl soll man nicht in der Sonne verwenden, tragen Sie es nur am Abend auf. Wer genügend hergestellt hat, kann die Sommeröle natürlich auch im Winter verwenden.

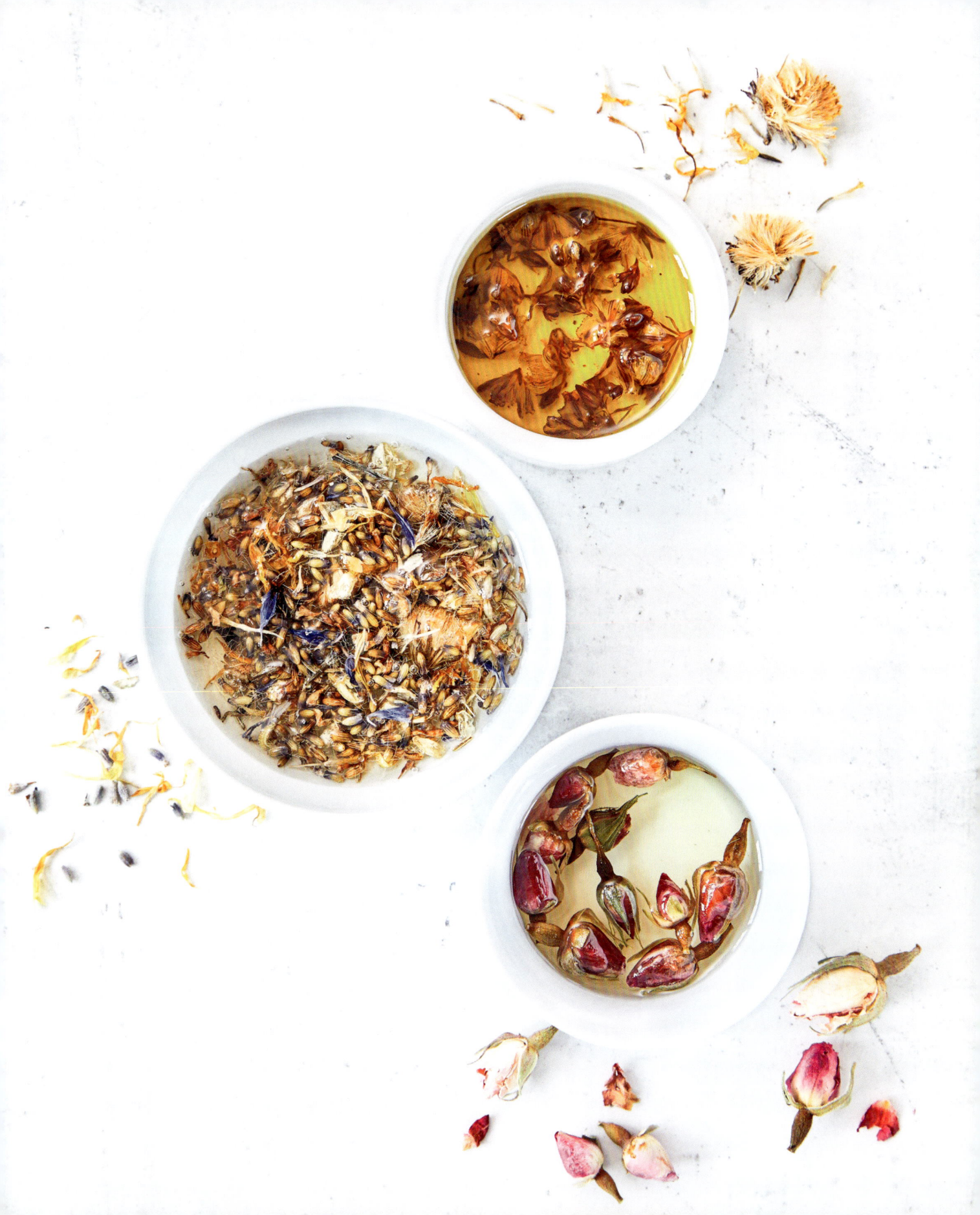

Sunset Glow

BODYLOTION

Buritiöl ist durch seinen hohen Gehalt an natürlichem Beta-Carotin ideal für diese After Sun Lotion. Es unterstützt die Regeneration sonnengeschädigter Haut und verleiht ihr einen zarten Schimmer.

ZUTATEN

22 g Bienenwachs

150 g Aprikosenkernöl

70 g Marulaöl

60 g Arganöl

20 g Hanföl

10 g Buritiöl

5 TRP ätherisches Minzöl

5 TRP ätherisches Zitronengrasöl

3 TRP ätherisches Ylang-Ylang-Öl

2 Msp Mica Gelb

2 Msp Mica Rot

ZUBEREITUNG

1. Geben Sie das Bienenwachs und das Aprikosenkernöl in einen großen Becher. Erwärmen Sie beides im Wasserbad, bis das Wachs geschmolzen ist.

2. Fügen Sie die anderen Öle hinzu, rühren Sie gut um und nehmen Sie den Becher aus dem Wasserbad. Rühren Sie so lange weiter, bis die Mischung Zimmertemperatur erreicht hat.

3. Geben Sie die ätherischen Öle und Mica dazu. Mischen Sie alles gut durch, bevor Sie die Lotion in eine schöne Flasche mit Spender umfüllen.

ANWENDUNG

Schwenken Sie die Flasche leicht und tragen Sie die Lotion direkt nach der Dusche auf die noch feuchte Haut auf. Massieren Sie die Lotion in kreisenden Bewegungen gleichmäßig ein, bis die Haut schön glitzert und strahlt.

alle Hauttypen, besonders bei sonnenstrapazierter Haut

1 Flasche à 300 ml

30 Minuten

6 Monate

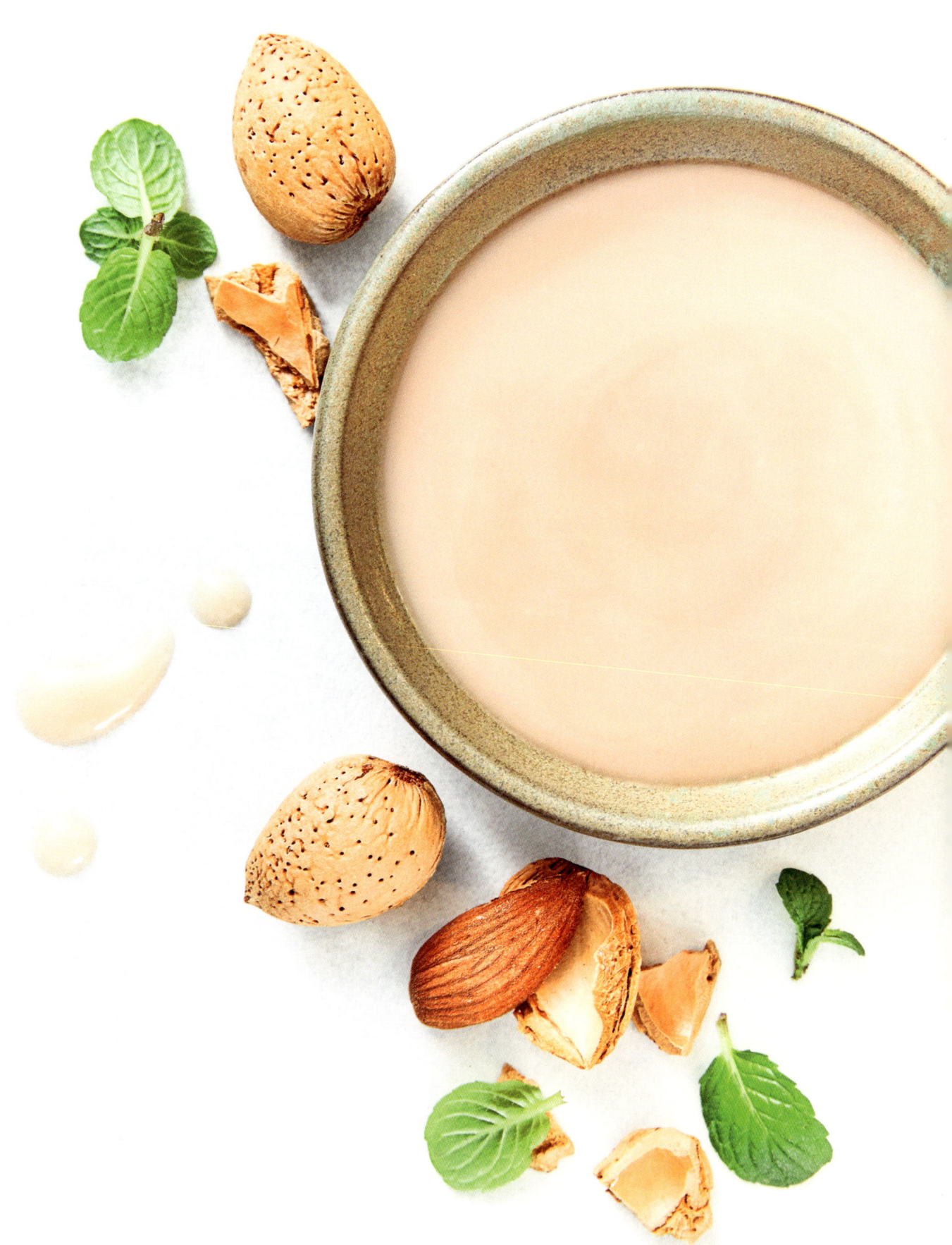

Sunny Smile Body Butter

KÖRPERBUTTER

Dieser Duft, diese Farbe, diese Textur … die Sunny Smile Körperbutter zaubert ein Lächeln aufs Gesicht. Auf der Haut schmilzt sie sofort und zieht schnell ein. Kukuinussöl aus Hawaii und Buritiöl aus dem Regenwald binden Feuchtigkeit, schützen und pflegen. Die Haut wirkt straff und geschmeidig.

ZUTATEN

70 g Sheabutter

60 g Avocadobutter

20 g Cupuaçubutter

40 g Kukuinussöl

25 g Jojobaöl

10 g Wildrosenöl

10 g Buritiöl

5 TRP ätherisches Minzöl

5 TRP ätherisches Mandarinenöl

2 TRP ätherisches Orangenöl

alle Hauttypen, besonders sonnenstrapazierte Haut

1 Glas à 250 ml

30 Minuten

3 Monate

vegan

ZUBEREITUNG

1. Geben Sie alle Zutaten mit Ausnahme der ätherischen Öle in eine Schüssel und erwärmen Sie sie kurz über einem Wasserbad, bis die Butter gerade geschmolzen ist.

2. Nehmen Sie die Schüssel vom Wasserbad und vermischen Sie die Masse sorgfältig mit einem Handrührgerät. Dann stellen Sie die Schüssel in den Gefrierschrank.

3. Nach 10 Minuten nehmen Sie die Schüssel wieder aus dem Gefrierschrank. Schlagen Sie die Buttermasse nun 5–10 Minuten auf, bis sie schön fluffig ist.

4. Geben Sie die ätherischen Öle dazu und schlagen Sie die Masse noch einmal kurz durch, um alles gut zu vermischen. Dann füllen Sie die Körperbutter in ein schönes Glas um.

ANWENDUNG

Direkt nach der Dusche auf die noch feuchte Haut auftragen und sanft einmassieren.

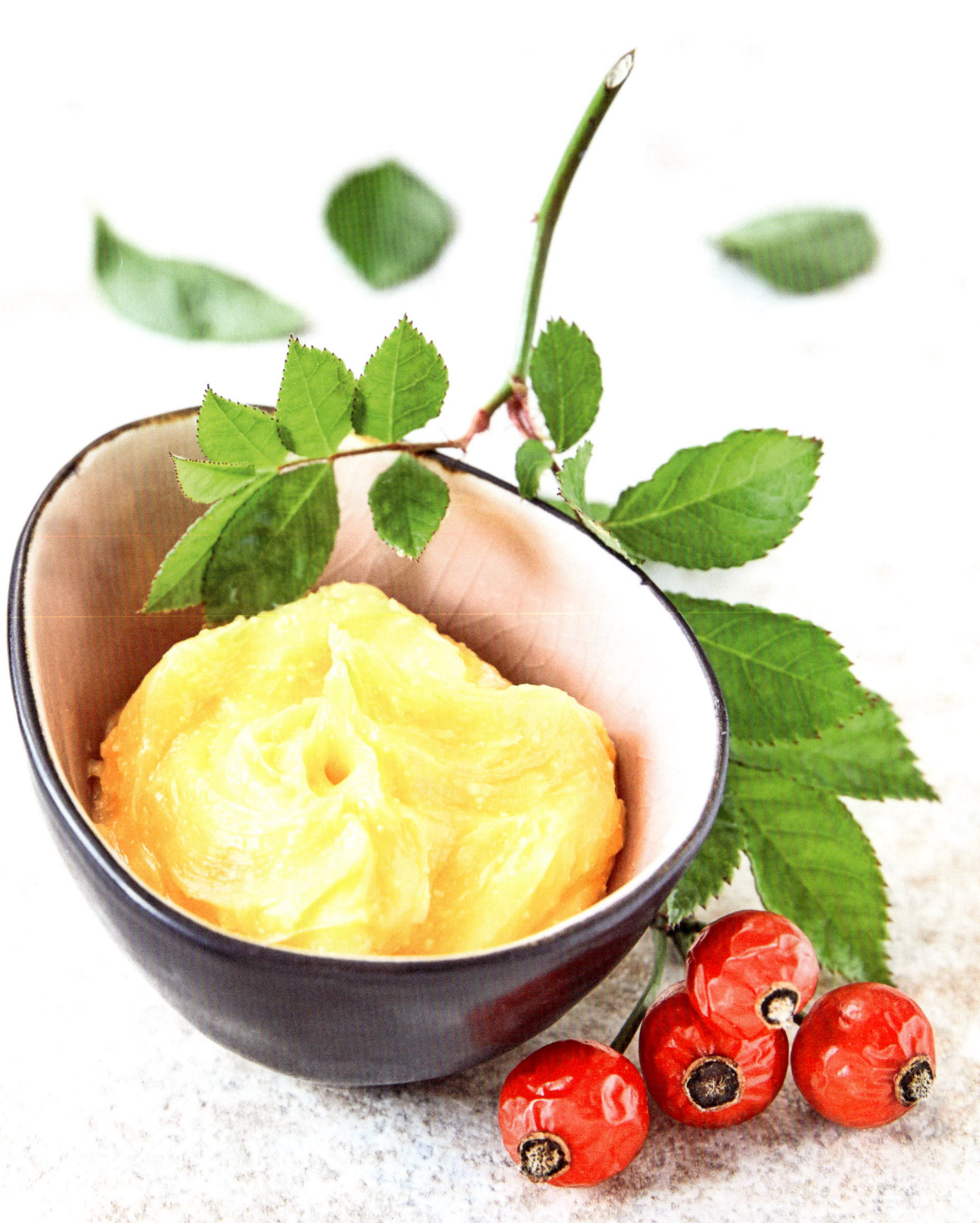

Cool Cucumber After Sun Body Splash

KÜHLENDES KÖRPERSPRAY

Nach einem Tag in der Sonne sorgen Pfefferminze, Lavendel und Gurke für eine kühle Erfrischung.
Birkenwasser repariert die Haut und versorgt sie mit wertvollen Vitaminen und Mineralien.

ZUTATEN

10 g Minzehydrolat

10 g Lavendelhydrolat

20 g Gurkenhydrolat/--extrakt

20 g Birkensaft

1 Msp blaue Tonerde

ZUBEREITUNG

1. Alle Zutaten in eine Flasche mit Sprühaufsatz geben, einmal gut durchschütteln – fertig! Wer kein Gurkenhydrolat findet, kann es durch Rosenhydrolat ersetzen.

ANWENDUNG

Schütteln Sie die Flasche leicht vor jeder Anwendung. Sprühen Sie den Body Splash auf Arme, Beine, Nacken und Dekolleté, wann immer Sie eine Erfrischung brauchen.

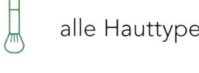 alle Hauttypen

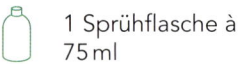 1 Sprühflasche à 75 ml

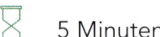 5 Minuten

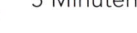 3 Monate

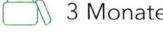 vegan

SKIN FOOD – JOGHURT, QUARK & CO

Nach einem Tag in der Sonne verspricht eine Joghurtmaske sofortige Linderung für erhitzte und gereizte Haut. Hierfür nehmen Sie 100 g griechischen Joghurt und geben Sie 10 TRP ätherisches Lavendelöl hinzu. In Buttermilch getränkte Kompressen oder ein Quarkwickel helfen bei einer leichten Rötung. Bei einer schweren Verbrennung mit Blasenbildung sollten Sie allerdings unbedingt einen Arzt aufsuchen.

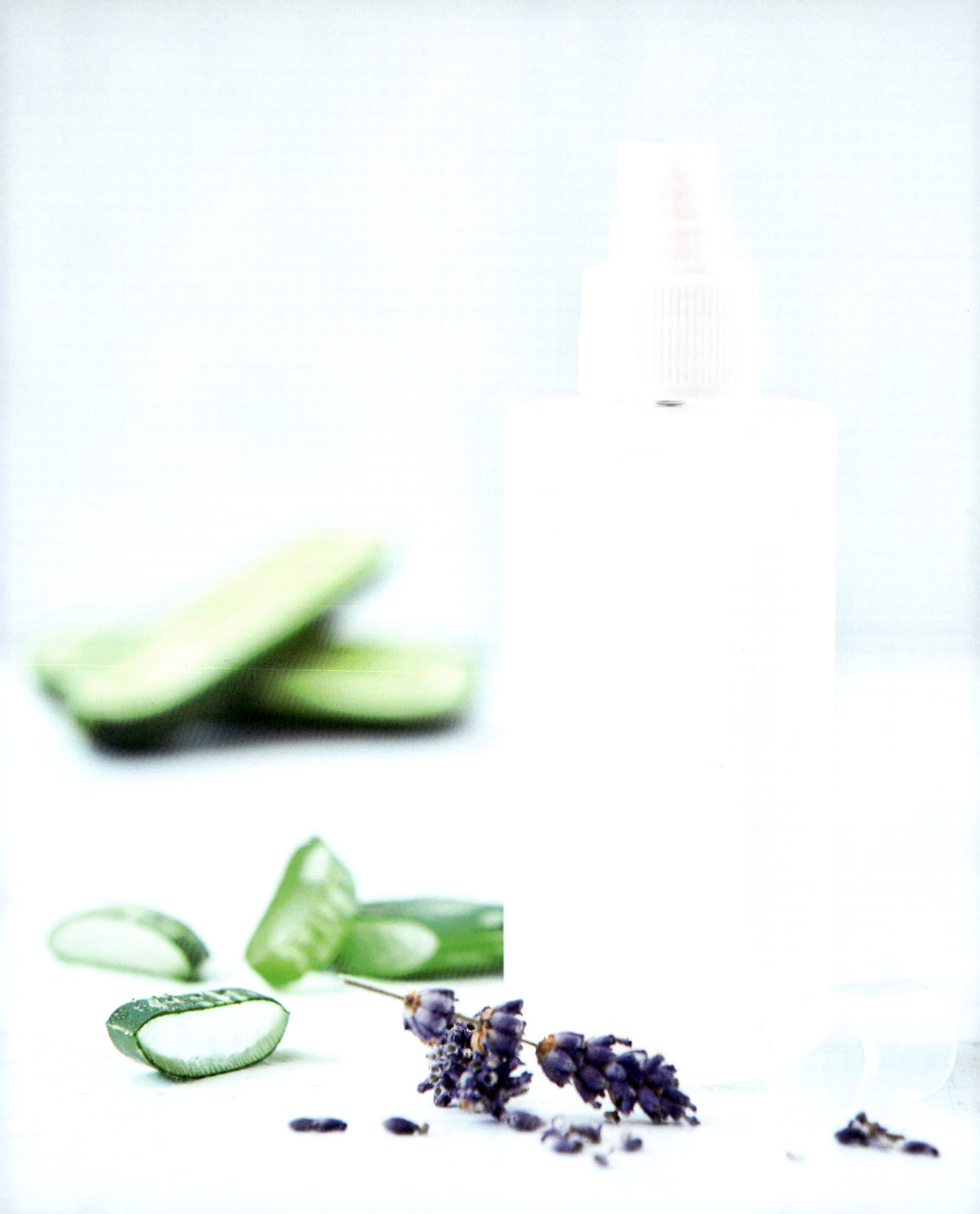

Fresh Scrub

ERFRISCHENDER KÖRPER-SCRUB

Dieser Scrub ist so leicht herzustellen und so schön spritzig – er macht einfach gute Laune!
Sie können fast alle Kräuter und Blüten verwenden, die Sie mögen oder finden, z. B. Minze,
aber auch Lavendel, Rose, Lindenblüten …

ZUTATEN

25 Minzblätter

50 g Meersalz, fein

20 g Meersalz, grob

30 g Mandelöl

6 TRP ätherisches Pfefferminzöl (optional)

ZUBEREITUNG

1. Legen Sie die Minzblätter über
Nacht zum Antrocknen auf ein
Stück Küchenpapier.

2. Am nächsten Tag die Blätter mit
einem Messer fein hacken. Geben
Sie sie mit Salz und dem Mandelöl
in eine Schale und rühren Sie gut
durch. Wer einen besonders intensiven Duft möchte, gibt noch 6 TRP
Pfefferminzöl hinzu und mischt
noch einmal sorgfältig.

3. Füllen Sie die Mischung in ein
Glas mit Deckel um.

ANWENDUNG

Unter der Dusche, nach der Körper-
reinigung, mit kreisenden Bewegungen sanft auf die feuchte Haut
auftragen und einmassieren. Mit
warmem Wasser kurz abbrausen
und mit einem Handtuch trocken
tupfen.

alle Hauttypen, nicht bei
offenen Wunden oder
schwerer Akne verwenden

1 Glas à 125 ml

8 Stunden Trocknen
+ 10 Minuten

6 Monate

vegan

FRESH BEAUTY – SCHÖNES AUS DEM GARTEN

Wer einen noch spritzigeren Scrub möchte, mischt 10 gehackte
Blätter Zitronenmelisse darunter. Lindenblüten beruhigen und
duften dezent nach Sommer. Birkenblätter, Rotklee, Rosen und
Lavendel aus dem Garten geben einen herrlich pudrigen Duft,
Lavendel, Rosmarin, Thymian und Salbei einen wunderbar erdig
duftenden Scrub. Ich mag meine Scrubs ziemlich trocken und
feinkörnig, so landet die Masse nicht am Boden. Wer mag, kann
für seinen Scrub mehr Öl verwenden.

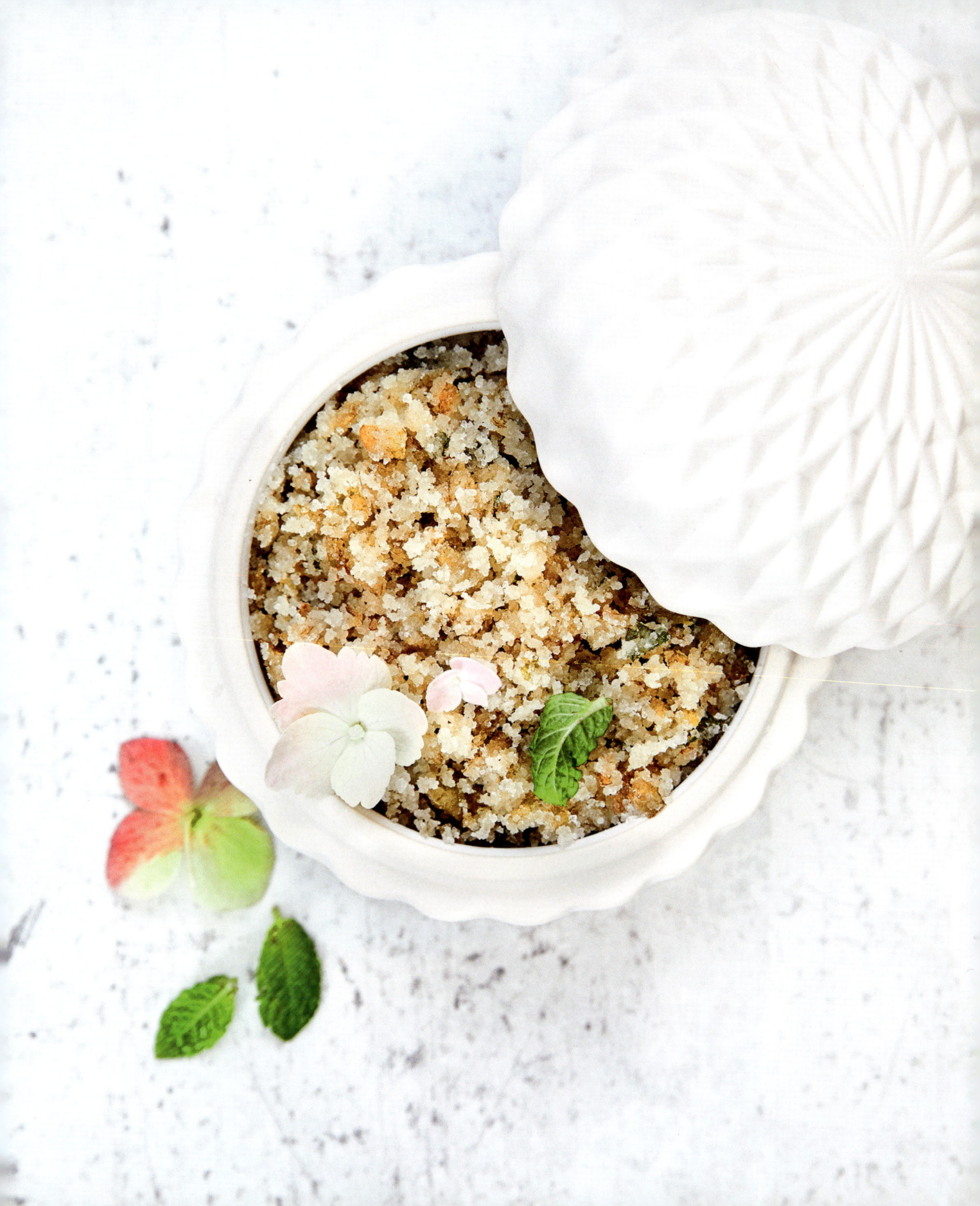

Green Hornet Scrub

MATCHA-KÖRPER-SCRUB

Matchapulver ist eine ideale Zutat für die Pflege im Sommer. Es enthält viel Chlorophyll und Antioxidanzien, schützt so vor Umwelteinflüssen und beruhigt gestresste Haut. Reich an Koffein und Tanninen, strafft Matcha und fördert die Durchblutung. Frauenmantel wirkt zusätzlich straffend. Die Birkenblätter enthalten Saponine, sie reinigen wie eine natürliche Seife.

ZUTATEN

3 Zweige Rosmarin

20 junge Birkenblätter

3 Frauenmantelblätter

20 g Avocadoöl

20 g Mandelöl

10 g Jojobaöl

3 g gemahlene Vanille

100 g Mascobadozucker

5 g Matchapulver

ZUBEREITUNG

1. Lassen Sie die Kräuter und Blätter über Nacht auf Küchenpapier trocknen.

2. Zupfen Sie die Rosmarinnadeln vom Zweig und hacken Sie sie grob. Pürieren Sie den Rosmarin und die Blätter mit den Ölen in einem Mixer und fügen Sie die gemahlene Vanille hinzu.

3. Geben Sie nun die Masse in eine Schale und fügen Sie Zucker und Matchapulver hinzu.

4. Mischen Sie alles sorgfältig und füllen Sie den Scrub dann in ein Glas um.

ANWENDUNG

Starten Sie mit 5 Minuten Trockenbürsten: Bürsten Sie mit sanften Bewegungen Arme, Bauch, Beine und Po Richtung Herz. Duschen Sie kurz warm. Dann massieren Sie das Peeling mit sanftem Druck in die feuchte, rosige Haut. Lassen Sie es 2–3 Minuten einwirken, danach duschen Sie es ab.

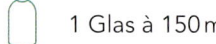 alle Hauttypen, nicht bei offenen Wunden oder schwerer Akne verwenden

1 Glas à 150 ml

8 Stunden + 10 Minuten

6 Monate

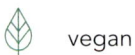 vegan

SKIN FOOD – GRÜNER TEE

Beauty from within: Mit grünem Tee können Sie sich schön trinken. Er ist reich an Katechinen, die stark antioxidativ und anti-inflammatorisch wirken. So schützen sie die Haut vor Umweltstress, Entzündungen und schädlichen Sonnenstrahlen. Grüner Tee stärkt außerdem die Elastizität der Haut und fördert die Durchblutung – alles in allem ist er ein potentes Anti-Aging-Mittel. Kleiner Nebeneffekt: Wer Gewicht verlieren möchte, sollte auf Matcha-Tee setzen. Wissenschaftliche Studien haben gezeigt, dass er unterstützend wirken kann.

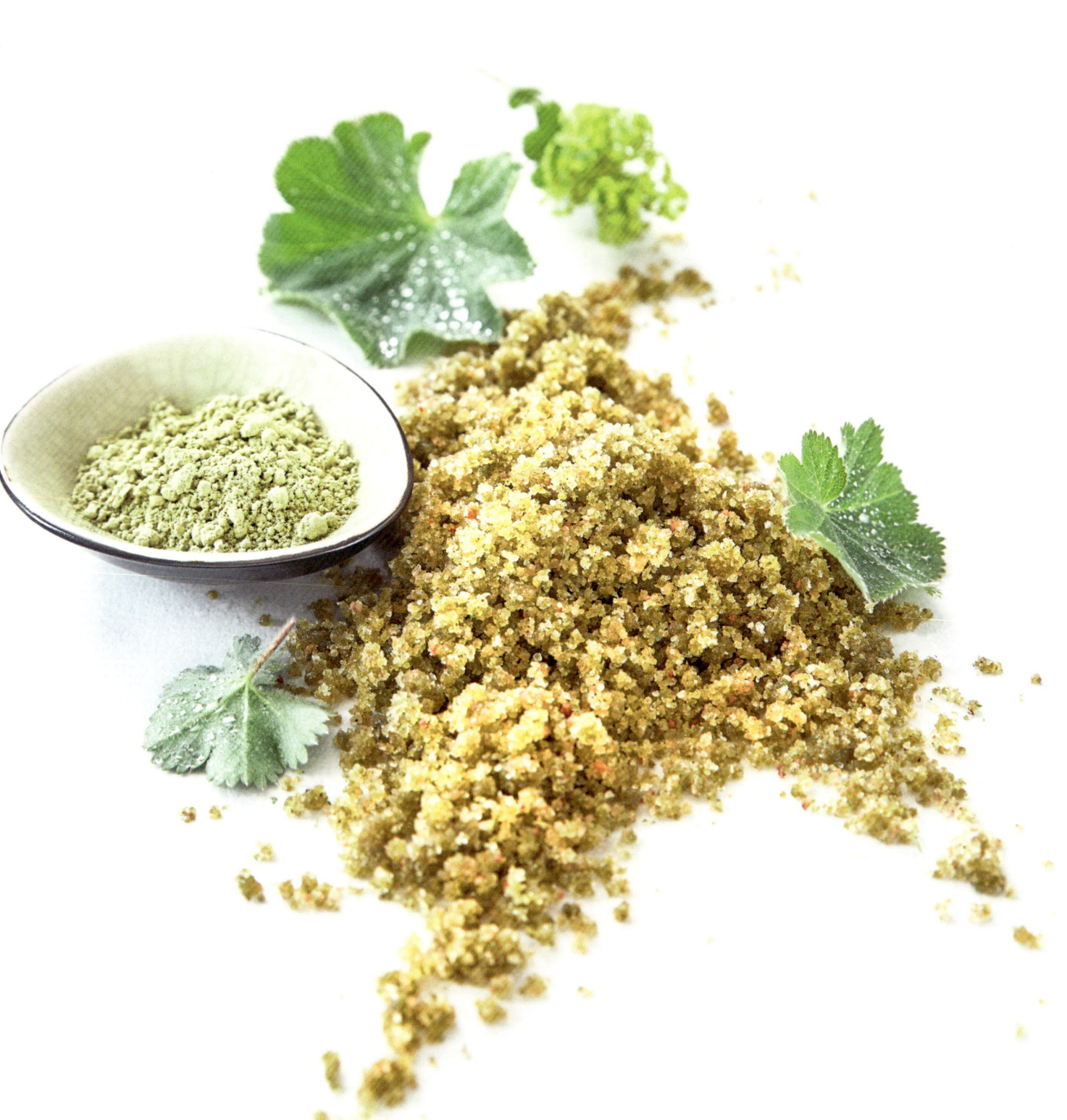

You Name It

GESICHTS(REINIGUNGS)BALSAM

Mein Lieblingsprodukt bei der Entwicklung der neuen Rezepte für dieses Buch und eine wirkliche Überraschung: ein Balsam für alle Fälle. Er eignet sich als Maske, Reinigungsbalsam, Nachtcreme … You name it – I'll fix it!

ZUTATEN

5 g Bienenwachs

5 g Kakaobutter

20 g Jojobaöl

10 g Arganöl

15 g Cupuaçubutter

15 g Buritiöl

3 TRP ätherisches Zypressenöl

2 TRP Karottenöl

2 TRP ätherisches Mandarinenöl

1 TRP ätherisches Frankincensöl

1 Kapsel Vitamin E

ZUBEREITUNG

1. Lassen Sie das Bienenwachs und die Kakaobutter mit Jojoba- und Arganöl im Wasserbad schmelzen.

2. Wenn alles geschmolzen ist, geben Sie die Cupuaçubutter und das Buritiöl hinzu. Rühren Sie kurz um, bis auch die Cupuaçubutter geschmolzen ist.

3. Nehmen Sie die Mischung vom Wasserbad und lassen Sie sie bei Raumtemperatur 3–4 Minuten abkühlen. Geben Sie die ätherischen Öle und das Vitamin E (Kapsel aufstechen) dazu und mischen Sie alles gut durch.

4. Füllen Sie den fertigen Balsam in ein Glas um.

ANWENDUNG

Nachtcreme: Abends nach der Reinigung auf das noch feuchte Gesicht auftragen. Vorsicht, dieser Balsam färbt leicht ab.

Beruhigende Maske: Nach der Reinigung großzügig auftragen und 5–10 Minuten einwirken lassen. Anschließend die überschüssige Maske mit einem Papiertuch abnehmen.

Reinigungsbalsam: Eine haselnussgroße Menge auf das trockene Gesicht geben und mit kreisenden Bewegungen 2 Minuten einmassieren. Tauchen Sie einen Waschlappen in angenehm warmes Wasser, wringen Sie ihn aus und legen Sie den warmen Waschlappen auf das Gesicht. Entspannen Sie sich und atmen Sie ruhig durch die Nase, während die Wärme die Poren öffnet. Entfernen Sie den Balsam mit sanften, fließenden Bewegungen.

normale bis trockene Haut

2 Gläser à 30 ml

20 Minuten

8 Monate

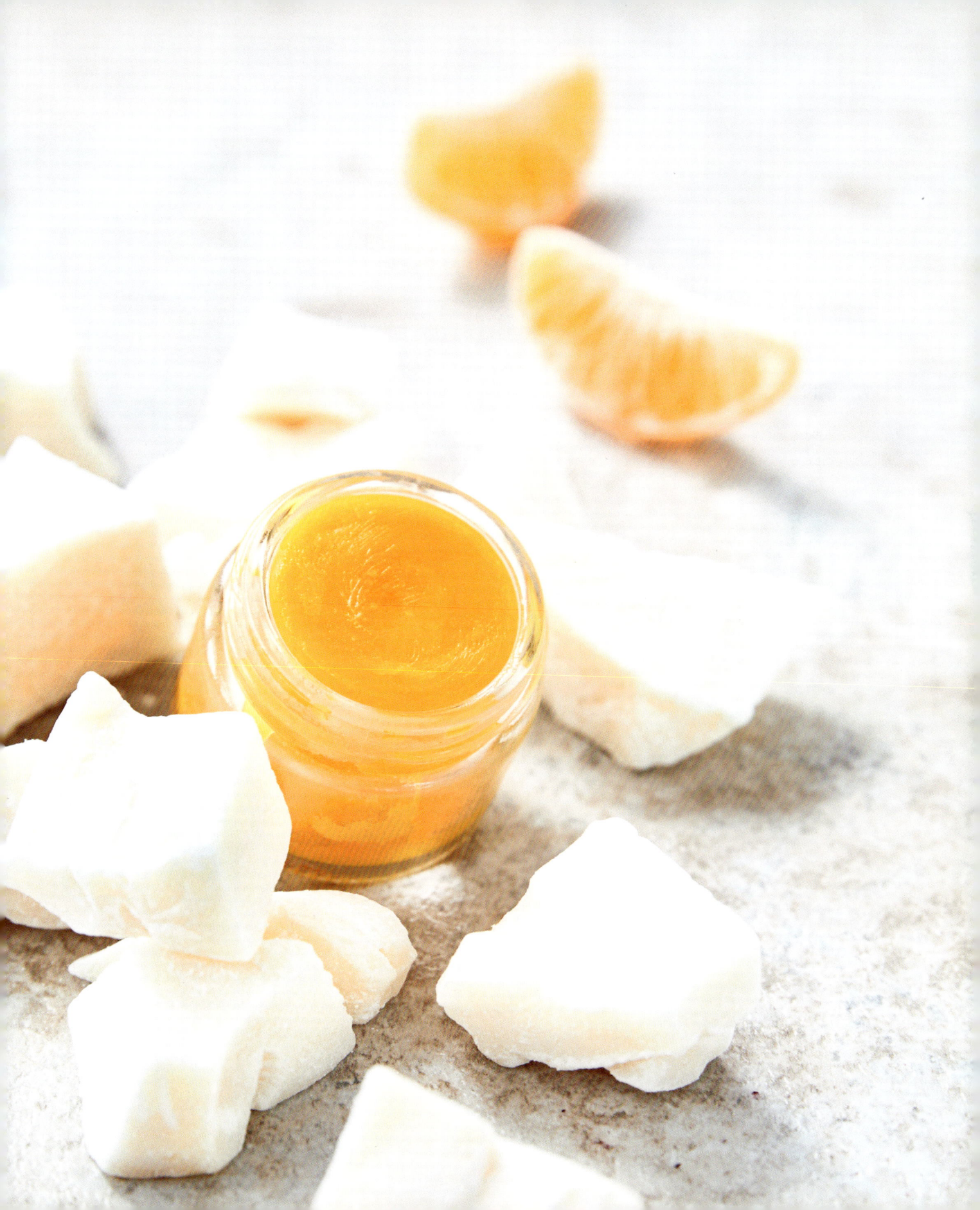

Summer Splash

GESICHTSWASSER

Dieser Toner kühlt und beruhigt die Haut im Sommer. Er bereitet die Haut auf die Pflege vor und hilft Seren und Cremes, tiefer einzudringen. Die Hyaluronsäure speichert, zusammen mit Glycerin, Feuchtigkeit über mehrere Stunden.

ZUTATEN

40 g Lindenhydrolat

10 g Lavendelhydrolat

10 g Rosenhydrolat

1–2 g Hyaluronsäure

2 g pflanzliches Glycerin

20 g Birkenwasser

10 g Hibiskusextrakt*

*Hibiskusextrakt

50 ml Wodka

3 g getrocknete Hibiskus-blüten

ZUBEREITUNG

1. Stellen Sie zuerst den Hibiskus-extrakt her. Geben Sie dazu Wodka und Hibiskusblüten in einen kleinen Becher und rühren Sie um. Decken Sie den Becher mit einem kleinen Teller ab und erwärmen Sie die Mischung 5 Minuten im Wasserbad. Filtrieren Sie den Extrakt mit Hilfe eines Teefilters und füllen Sie ihn in eine kleine Flasche um. Im Kühlschrank ist er 1 Woche haltbar.

2. In einem Glasbecher mischen Sie die Hydrolate. Streuen Sie die Hyaluronsäure gleichmäßig auf die Oberfläche und lassen Sie die Mischung über Nacht im Kühlschrank stehen. Die Hyaluronsäure löst sich von selbst auf, ohne zu klumpen.

3. Geben Sie Glycerin, Birken-wasser und Hibiskusextrakt hinzu. Rühren Sie alles gut durch und füllen Sie die zartrosa Mischung in eine schöne Flasche.

ANWENDUNG

Der Toner wird morgens und abends nach der Reinigung auf das noch feuchte Gesicht aufgetragen. Für eine Maske tränken Sie Kompressen oder Vliesmasken mit dem Toner und legen Sie diese 10 Minuten auf Ihr Gesicht.

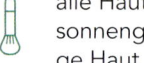 alle Hauttypen, besonders sonnengestresste oder öli-ge Haut

 1 Flasche à 100 ml

 8 Stunden ruhen + 15 Minuten

 3 Monate

 vegan

FRESH BEAUTY – FRISCH AUS DEM GARTEN

Der Sommergarten verwöhnt uns mit Blumen und Kräutern, sammeln Sie sie und bereiten Sie Gesichtsdampfbäder aus ½ Tasse frischer Blüten und/oder Kräuter in 1 l kochendem Wasser zu.
Als Basis für alle Hauttypen: Kamille, Lavendel, Rosenblüten und – weil er so herrlich duftet – Flieder. Dazu nehmen Sie
für trockene Haut: Hopfen, Honig, Beinwellblätter
für ölige Haut: Arnika, Bellis, Brennnessel, Frauenmantelblätter, Himbeerblätter, Petersilie, Salbei, Thymian, Rosmarin
für reife Haut: Rotklee, Wacholderbeeren
für empfindliche Haut: Calendula, Holunderblüten

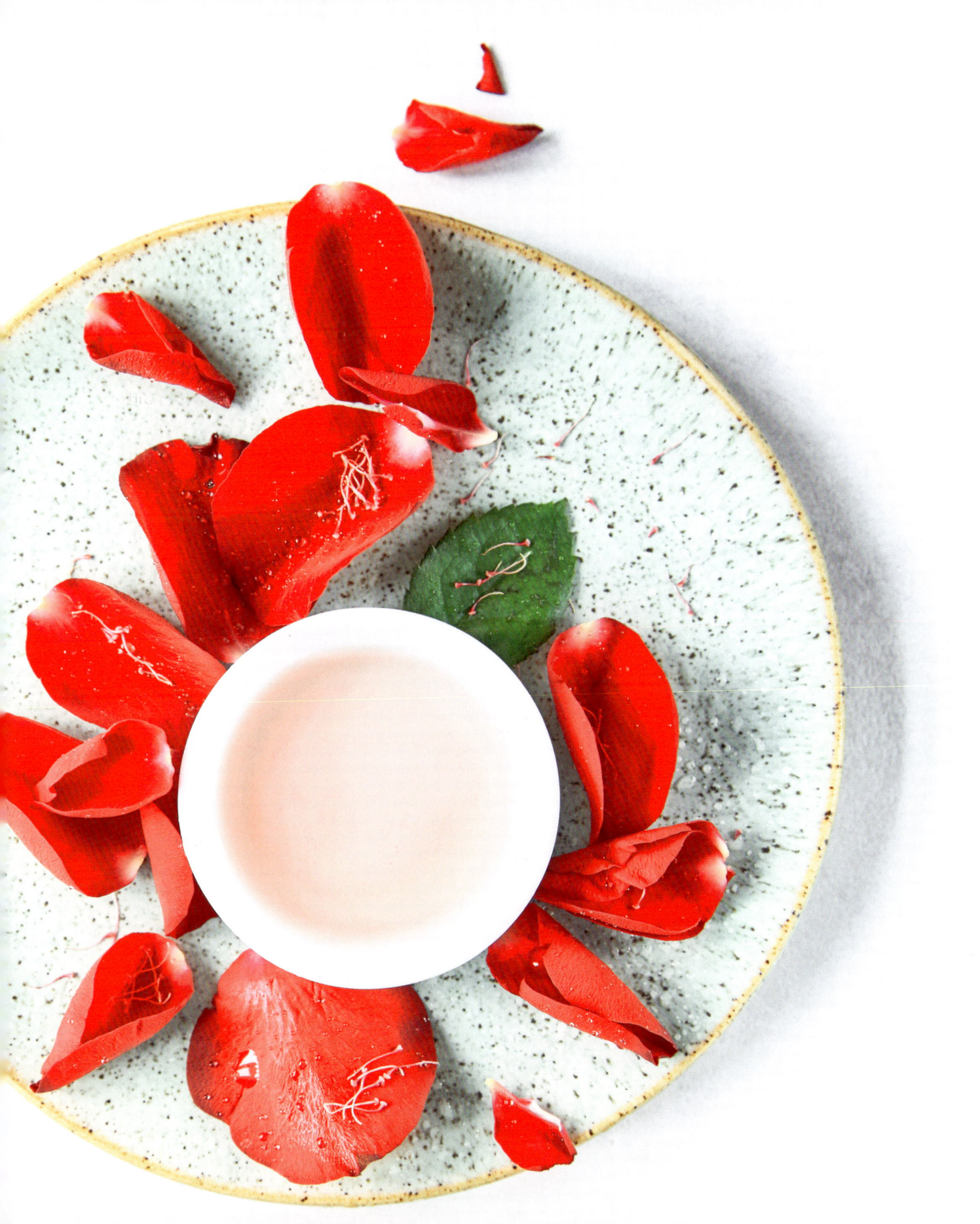

Cool Cucumber Toner

GESICHTSSPLASH MIT GURKE

Ein kühlender Toner für heiße Tage. Ich habe hier ein Gurkenextrakt von Aroma-Zone verwendet, doch ein Gurkenhydrolat eignet sich auch.

ZUTATEN

20 g Gurkenhydrolat/- -extrakt

10 g Rosenhydrolat

10 g Lavendelhydrolat

10 g Pfefferminzhydrolat

40 g Aloe-Vera-Gel

ZUBEREITUNG

1. Geben Sie alle Zutaten in eine schöne Flasche mit Sprühaufsatz, schütteln Sie alles einmal gut durch – fertig!

ANWENDUNG

Der Splash wird morgens und abends nach der Reinigung auf das noch feuchte Gesicht aufgetragen. Tragen Sie danach ein Gesichtsöl oder Ihre gewohnte Tagespflege auf. Für eine kühlende Maske tränken Sie Kompressen oder Vliesmasken mit dem Toner und legen Sie diese 10 Minuten auf Ihr Gesicht.

alle Hauttypen, besonders unreine Haut

1 Sprühflasche à 100 ml

5 Minuten

3 Monate im Kühlschrank

vegan

SKIN FOOD – GURKE

Gurken bestehen zwar zu 96 % aus Wasser, aber der Rest hat es in sich: Vitamine C und K, Mangan, Kupfer, Sulfate, Lignane, gesunde Fettsäuren und diverse Antioxidanzien finden sich vor allem in Schale und Samen.
Gurkenextrakt und Gurkensamenöl werden in der Naturkosmetik gerne verwendet. Sie wirken beruhigend auf die Haut und können Pigmentflecken mildern. Oft findet man sie in Präparaten für unreine Haut, weil Gurke adstringierend und sebumregulierend wirkt. Frische Gurkenscheiben können Sie als kühlende Augenmaske auflegen. Oder Sie machen sich bei Sonnenbrand einen Umschlag aus Gurkenmus mit Joghurt oder Quark. Dafür pürieren Sie ½ Bio-Gurke und sieben überflüssiges Gurkenwasser ab. Geben Sie 2 EL Quark oder Joghurt hinzu … und fertig ist die kühlende Maske. Wer möchte, gibt ein paar Pfefferminzblätter und/oder 1 TL Honig dazu.

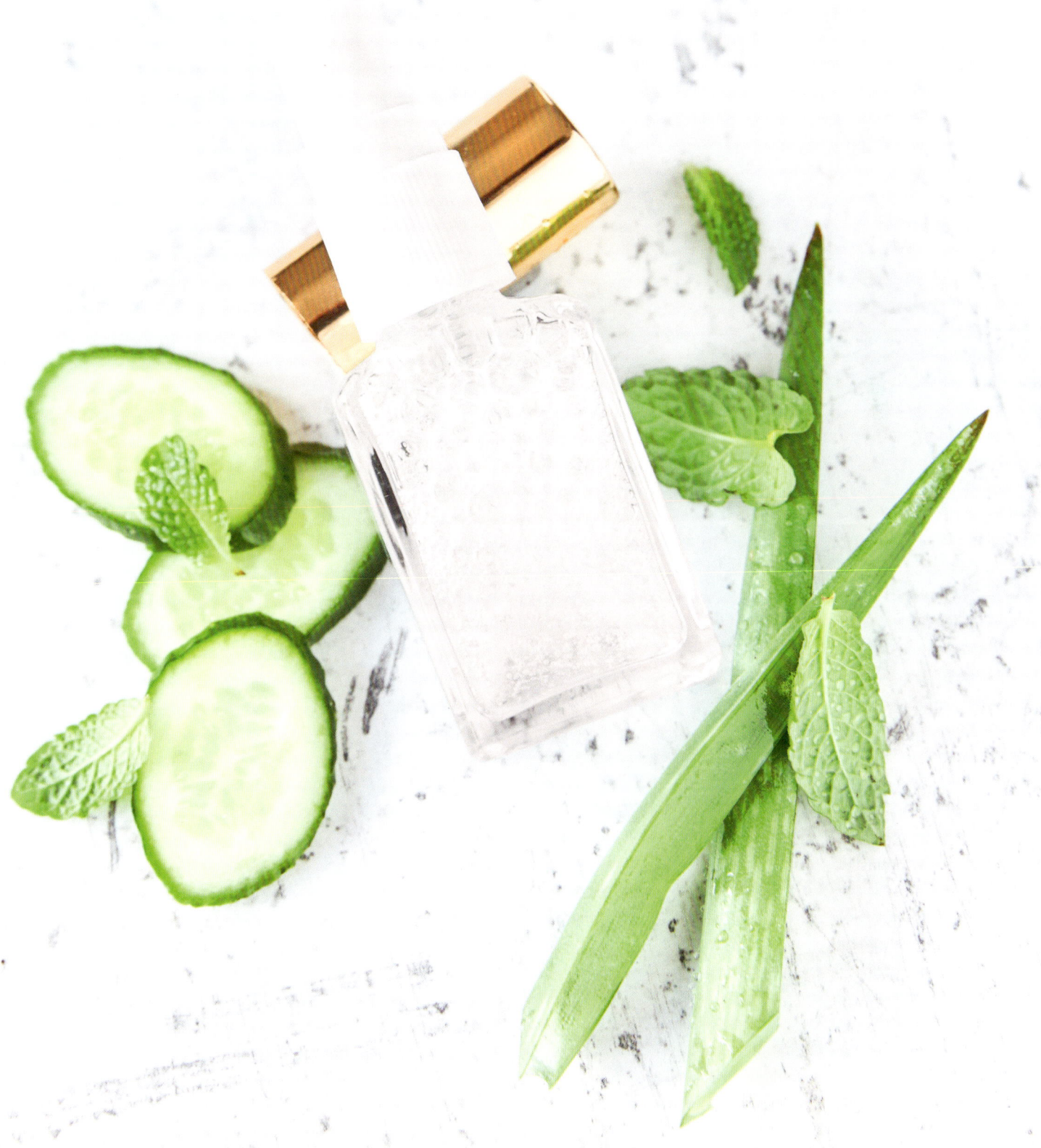

Merry Berry Glow Boost Mask

GESICHTSMASKE MIT FRUCHTSÄUREPEELING

Beeren sind wahre Glow Booster, sie lassen einen müden Teint strahlen. Ihre Fruchtsäuren wirken als milde, enzymatische Peelings. Molke verstärkt den Peelingeffekt und macht die Haut rosig und weich.

ZUTATEN

10 g Molkepulver

10 g Kaolin

2 g Açaípulver

2 g getrocknete Rosen-
blütenblätter

ZUBEREITUNG

1. Alle Zutaten im Mixer oder in der Kaffeemühle zu einem feinen Pulver zermahlen.

2. In eine dicht schließende Dose geben und trocken aufbewahren.

ANWENDUNG

Mischen Sie das Pulver mit Wasser oder Hydrolat, bis eine cremige Masse entsteht. Tragen Sie die Maske auf das frisch gereinigte Gesicht auf und lassen Sie sie 3–5 Minuten einwirken. Dann nehmen Sie die Überreste mit einem feuchten, lauwarmen Waschlappen ab.
Tipp: Personen mit empfindlicher Haut testen die Maske am besten vorab auf einer kleinen Stelle.

alle Hauttypen, besonders bei fahlem Teint

1 Glas à 30 ml

5 Minuten

3 Monate

SKIN FOOD – BEEREN

Beeren stecken voller Vitamine, Mineralien und Polyphenole. So schützen und stärken Sie die Haut bei innerlicher und äußerlicher Anwendung. Der Peelingeffekt der Fruchtsäuren wird in Kombination mit Milchsäuren aus Quark oder Molke noch verstärkt.
Eine frische Beeren-Quark-Maske wirkt Wunder: Pürieren Sie dafür 8 Himbeeren (oder 4 Erdbeeren) mit 3 EL Quark und 1 TL Honig. Lassen Sie die Maske 10–15 Minuten wirken und nehmen Sie sie dann mit einem feuchten Waschlappen ab.

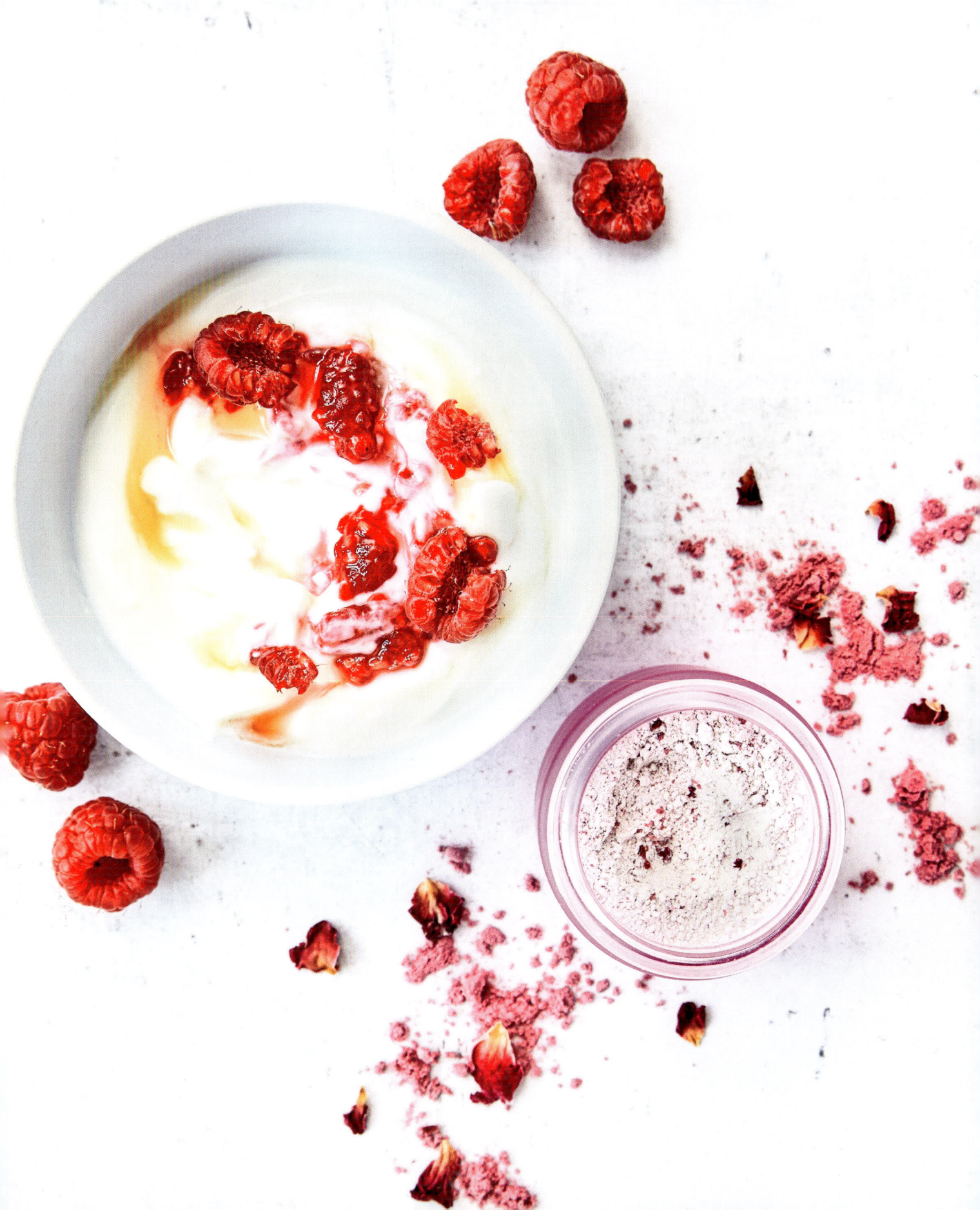

Cool Gel Masks

KÜHLENDE GESICHTSMASKEN

Mit Agar Agar können Sie kühlende Gelmasken herstellen. Ich habe selten so viel Spaß gehabt wie bei der Entwicklung, Herstellung und vor allem beim Ausprobieren dieser Masken. Am besten laden Sie Ihre Freundinnen ein, tragen sich das bunte Gel gegenseitig auf und lassen die Agar-Agar-Bläschen dann platzen ...

ZUTATEN

Grüne Maske

4 g Agar Agar

10 g grüne Tonerde

10 g Spirulina-Algen

5 g getrocknete Birkenblätter

90 g Wasser

10 g Hamamelishydrolat

Rosa Maske

4 g Agar Agar

10 g rosa Tonerde

5 g weiße Tonerde

5 g getrocknetes Ananaspulver

90 g Wasser

10 g Rosenhydrolat

 grüne Maske: unreine Haut
rosa Maske: alle Hauttypen

 10 Minuten

 Pulver: 9 Monate
Gelmaske: 1 Tag

vegan

ZUBEREITUNG

1. Mischen Sie alle trockenen Zutaten in einem Topf. Geben Sie das Wasser hinzu und lassen Sie die Mischung 1-2 Minuten unter ständigem Rühren mit einem Schneebesen köcheln.

2. Nehmen Sie die Mischung vom Herd und rühren Sie weitere 2 Minuten. Geben Sie nun das Hydrolat dazu und rühren Sie weiter, bis die Mischung eine angenehme Temperatur hat (leicht warm, aber nicht so heiß, dass Sie sich verbrennen!).

3. Tipp: Sie können auch größere Mengen Pulver mischen, in einem Glas aufbewahren und bei Bedarf die Maske frisch herstellen.

ANWENDUNG

Tragen Sie die Maske mit einem Pinsel auf. Arbeiten Sie schnell, sonst wird die Maske im Topf zu Gel. Genießen Sie die Maske 5–10 Minuten. Versuchen Sie, nicht zu sprechen oder zu lachen, die Maske kann sonst leicht Risse bekommen und sich lösen. Sie können zum Abschluss die Maske einfach abziehen, aber ich massiere Sie gern mit sanftem Druck ein. Das Agar Agar platzt und gibt die Feuchtigkeit wieder ab. Die Reste der Maske nehmen Sie mit einem feuchten Waschlappen ab.
Für einen Spa-Abend mit Freundinnen können Sie die Masken 1 Tag vorher vorbereiten und in hübsche Formen abfüllen. Im Kühlschrank sind die Masken 1 Tag haltbar. Wenn die Gäste da sind, werden die Masken „wiederbelebt": Mit 2 EL Wasser unter Rühren kurz aufkochen, etwas abkühlen lassen und wie beschrieben auftragen.

SKIN FOOD – ANANAS

Ananaspulver enthält Fruchtsäuren und Bromelain und eignet sich gut als Zutat in Peelingmasken. Eine Maske mit Papaya, Honig, Joghurt und Ananas sorgt für einen strahlend schönen Teint.

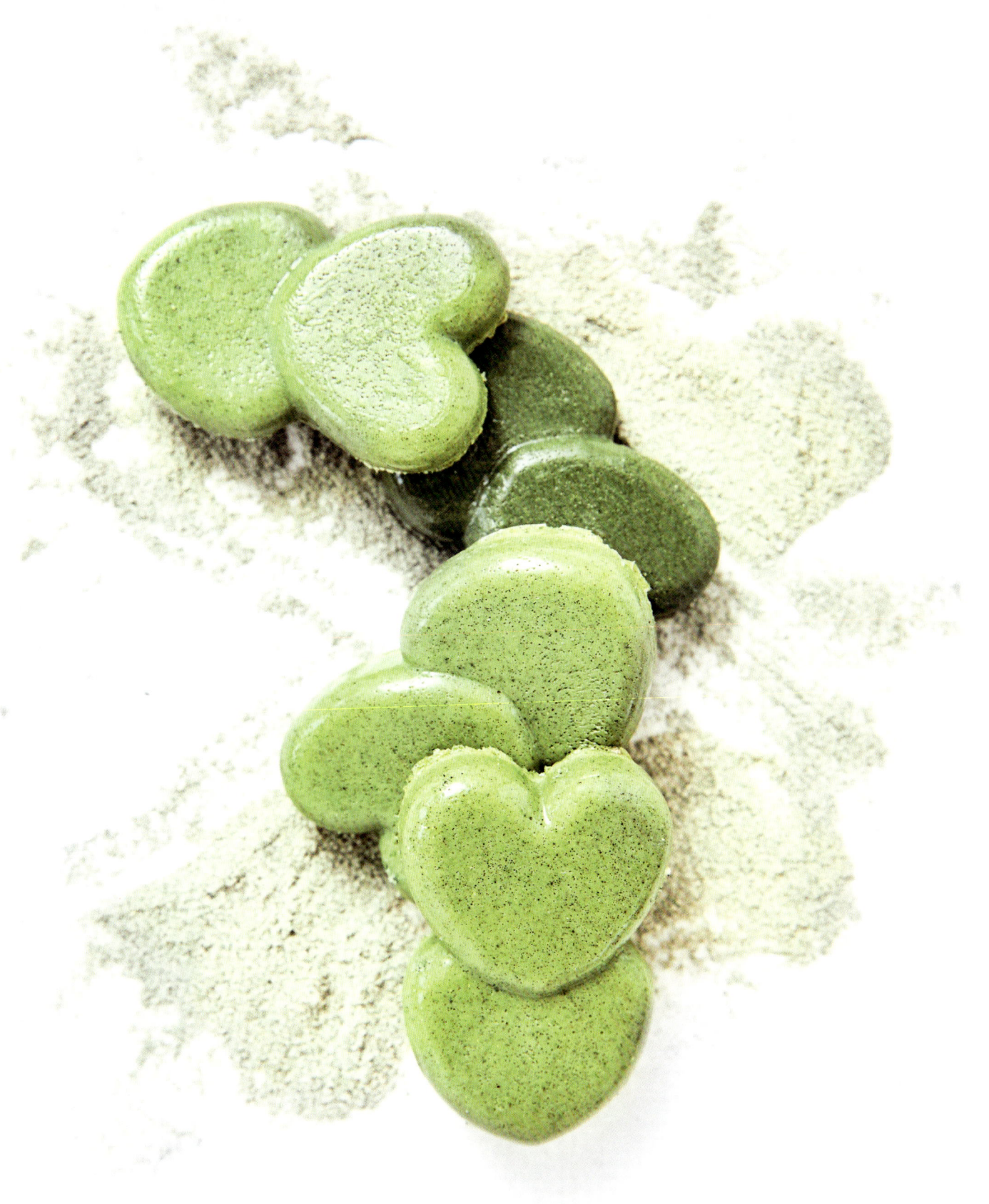

Black Sabbath

TIEF REINIGENDE MASKE

Reich an Antioxidanzien und anti-inflammatorischen Zutaten, beruhigt und repariert diese Maske die Haut nach einem Tag in der Sonne. Sie reinigt tief, ist aber trotzdem mild und trocknet die Haut nicht aus.

ZUTATEN

3 g Kurkumapulver

25 g rohes Kakaopulver

10 g Bourbon-Vanille-zucker

10 g Kaolin

20 g Mandelöl

5 g Glycerin

15 g Honig

2 g Aktivkohle

ZUBEREITUNG

1. Geben Sie Kurkumapulver, Kakaopulver, Vanillezucker und Kaolin in eine Schale und vermischen Sie die Zutaten sorgfältig.

2. Fügen Sie Öl, Glycerin und Honig hinzu und rühren Sie, bis eine glatte Masse entsteht.

3. Füllen Sie die fertige Maske in die vorbereiteten Gläser um.

ANWENDUNG

Tragen Sie die Maske auf das frisch gereinigte, noch feuchte Gesicht auf. Sparen Sie die Augenpartie bitte aus. Lassen Sie die Maske 5–10 Minuten wirken und nehmen Sie sie dann mit lauwarmem Wasser ab. Sollte noch ein bisschen Farbe von der Kurkuma an der Haut haften, können Sie sie mit einem Kosmetiktuch entfernen. Danach Toner und Serum auftragen.

 alle Hauttypen, besonders unreine, entzündliche Haut

 2 Gläser à 50 ml

 10 Minuten

 3 Monate

SKIN FOOD – KURKUMA

Das goldgelbe Pulver, das wir hauptsächlich aus der Küche kennen, wird in Indien seit Jahrtausenden für seine heilende Wirkung auch in der Hautpflege geschätzt. Der darin enthaltene Wirkstoff Kurkumin kann Sonnenschäden mildern und entzündete Haut beruhigen. Ein wahrer Jungbrunnen ist diese erfrischende Maske: Mischen Sie ½ TL Kurkumapulver, 1 EL Honig und ½ EL griechischen Joghurt. Lassen Sie die Maske 15 Minuten einwirken und nehmen Sie sie dann mit lauwarmem Wasser ab.

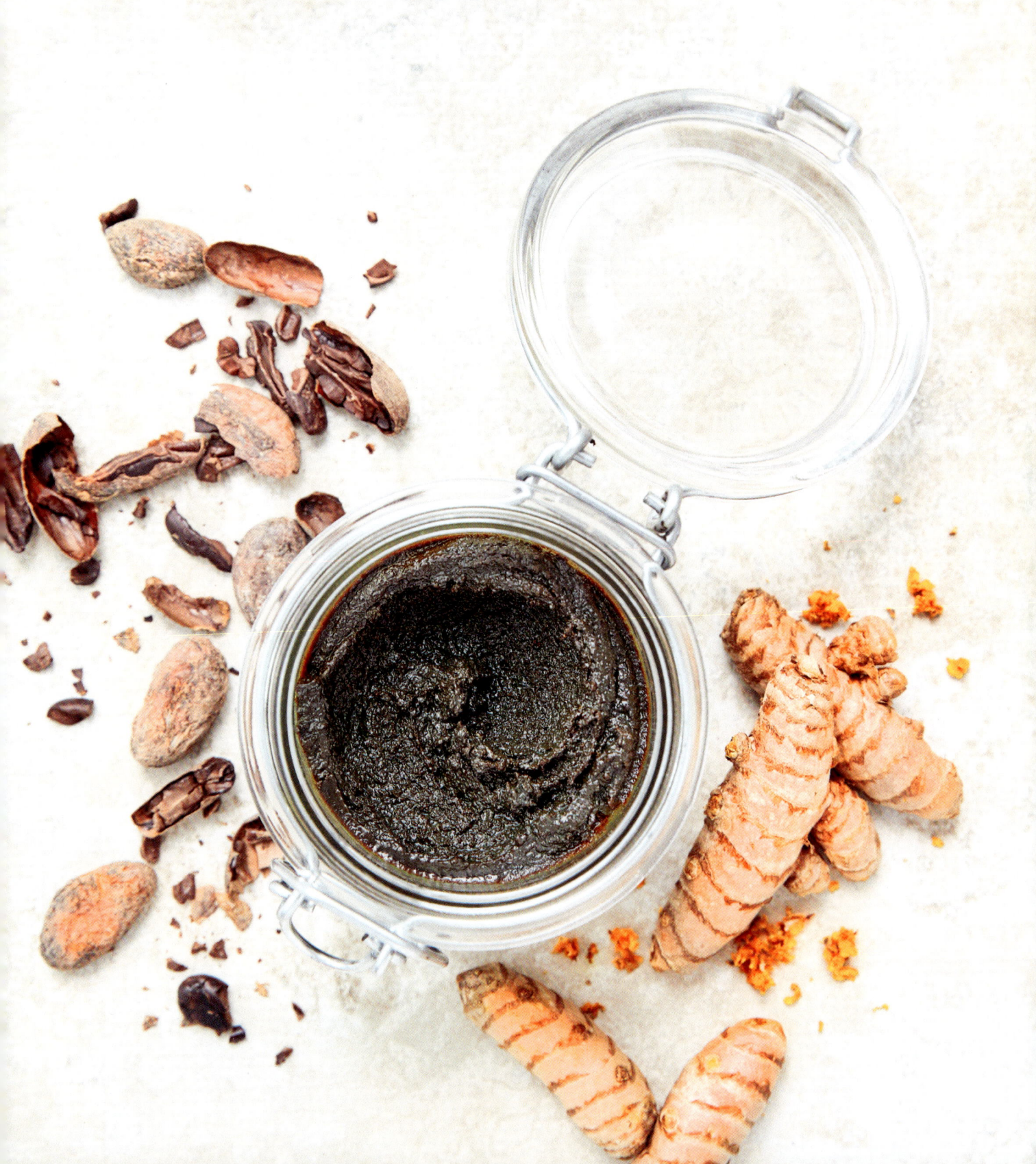

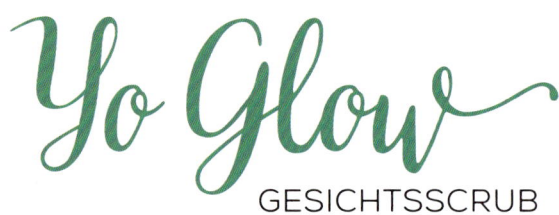

Yo Glow
GESICHTSSCRUB

Trockene Haut und abgestorbene Hautschüppchen lassen Sommerbräune grau und fahl aussehen. Ein Scrub bringt die Haut wieder zum Strahlen. Die Jojobakugeln sind sanft und verletzen die Hautoberfläche nicht. Tonerde macht den Scrub griffiger.

ZUTATEN

25 g Mangobutter

25 g Kokosöl

5 g Avocadoöl

5 g weiße Tonerde

5 g (grüne) Jojobaperlen

3 TRP ätherisches Sandelholzöl

ZUBEREITUNG

1. Geben Sie Mangobutter, Kokos- und Avocadoöl in einen Becher und erwärmen Sie alles zusammen im Wasserbad.

2. Wenn die Butter geschmolzen ist, nehmen Sie den Becher aus dem Wasserbad und geben Tonerde hinzu. Rühren Sie die Mischung 2–3 Minuten mit einem kleinen Schneebesen gut durch.

3. Nun geben Sie die Jojobaperlen und das Sandelholzöl hinzu, rühren noch einmal gut um und füllen das Peeling in ein Glas mit Deckel.

ANWENDUNG

Nach der Gesichtsreinigung nehmen Sie eine haselnussgroße Menge Peeling und massieren es mit sanft kreisenden Bewegungen auf das feuchte Gesicht. Sparen Sie dabei die Augenpartie aus. Nehmen Sie das Peeling mit einem lauwarmen Waschlappen ab.

alle Hauttypen, besonders unreine Haut

1 Glas à 50 ml

20 Minuten

12 Monate

vegan

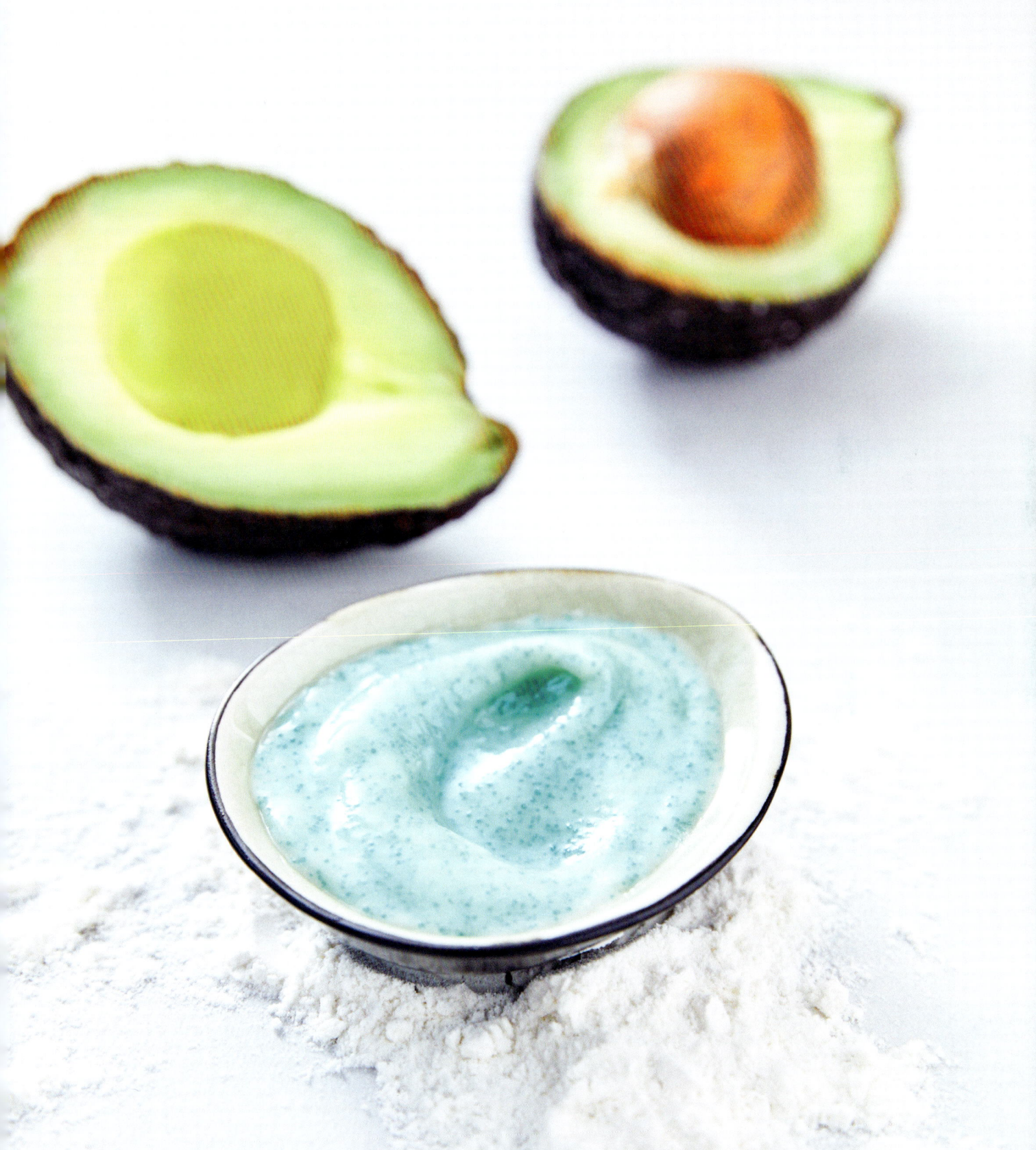

Summer Night Fever

GESICHTSSERUM FÜR DIE NACHT

In der Nacht aufgetragen, wirkt dieses Serum bei sonnenstrapazierter Haut wahre Wunder. Wildrosenöl beruhigt und repariert, es hilft der Haut, Feuchtigkeit zu speichern, und mildert Pigmentflecken. Die ätherischen Öle ergänzen die Mischung perfekt, sie lindern Sonnenbrand, schützen und reparieren Hautschäden.

ZUTATEN

20 g Mandelöl

12 g Wildrosenöl

8 g Jojobaöl

5 g Nachtkerzenöl

5 g Granatapfelöl

4 g Brokkolisamenöl

2 TRP Karottensamenöl

3 TRP ätherisches Lavendelöl

2 TRP ätherisches Rosenöl

2 TRP ätherisches Myrrhenöl

ZUBEREITUNG

1. Alles in einem Becher mischen und mit Hilfe eines Trichters in die Flasche umfüllen – fertig!

ANWENDUNG

Reinigen Sie das Gesicht und tragen Sie einen Toner auf. Geben Sie anschließend 2–3 Tropfen Summer Night Fever auf das noch feuchte Gesicht und massieren Sie das Serum sanft ein.

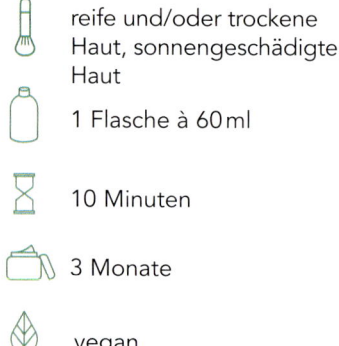

reife und/oder trockene Haut, sonnengeschädigte Haut

1 Flasche à 60 ml

10 Minuten

3 Monate

vegan

SKIN FOOD – BROKKOLI

Brokkolisamenöl ist als pflegender Silikonersatz eine hervorragende Zutat für Haarpflegeprodukte. Auch in der Gesichtspflege wird Brokkoli gern verwendet. Brokkoliextrakte sind reich an Antioxidanzien und Vitaminen, die gegen frühzeitiges Altern schützen. Das in Brokkoli enthaltene Glucoraphanin fördert die Regeneration der Haut, es schützt vor UV-Schäden wie Rötungen und Entzündungen. Mit Brokkolipulver und Agar Agar können Sie auch eine pflegende After-Sun-Maske herstellen: Ersetzen Sie bei der Cool Gel Mask auf Seite 50 die grüne Tonerde einfach durch Brokkolipulver.

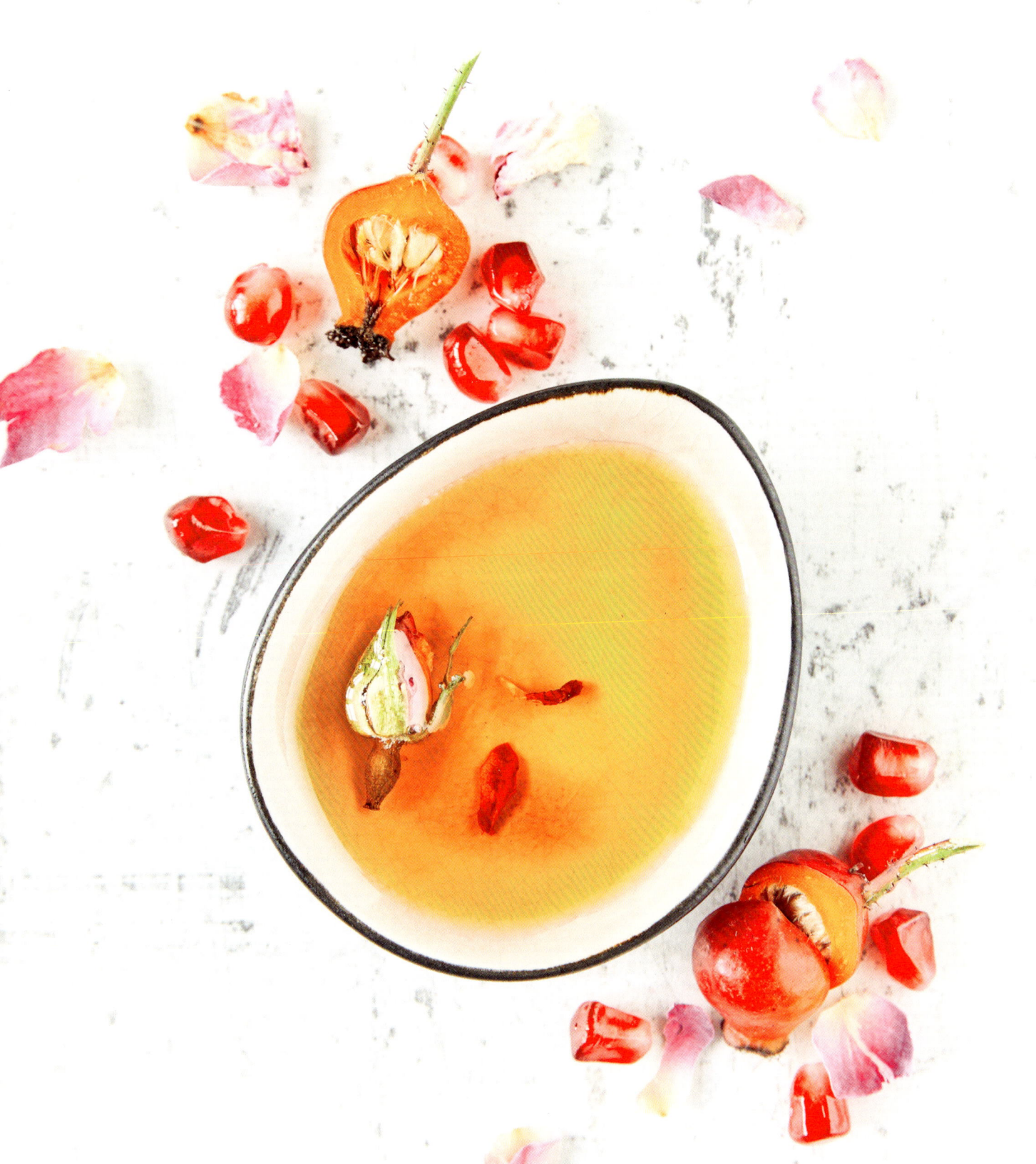

Sunny Glow Serum

GESICHTSÖL

Ein Toner und ein paar Tropfen Gesichtsöl – so sieht meine Sommerpflege aus. Avellanaöl zieht schnell ein und ist leicht auf der Haut. Granatapfel- und Preiselbeersamenöl stärken und helfen der Haut, sich zu regenerieren. Wer eine Extraportion Glow möchte, gibt eine Messerspitze Mica zum Serum.

ZUTATEN

20 g Avellanaöl

15 g Reiskeimöl

5 g Preiselbeersamenöl

5 g Granatapfelöl

1 TRP ätherisches Patschuliöl

1 TRP ätherisches Mandarinenöl

2 TRP ätherisches Palmarosaöl

2 TRP ätherisches Sandelholzöl

1 Msp Mica Bronze (optional)

1 Kapsel Vitamin E

ZUBEREITUNG

1. Mischen Sie alle Zutaten in einem kleinen Becher (Vitaminkapsel aufstechen) ...

2. ... und füllen Sie das fertige Serum in eine kleine Flasche um.

ANWENDUNG

Reinigen Sie das Gesicht, tragen Sie einen Toner auf und geben Sie dann 1–2 Tropfen Serum auf die noch feuchte Haut.

sonnenstrapazierte Sommerhaut, reife Haut

1 Flasche à 50 ml

10 Minuten

6 Monate

vegan

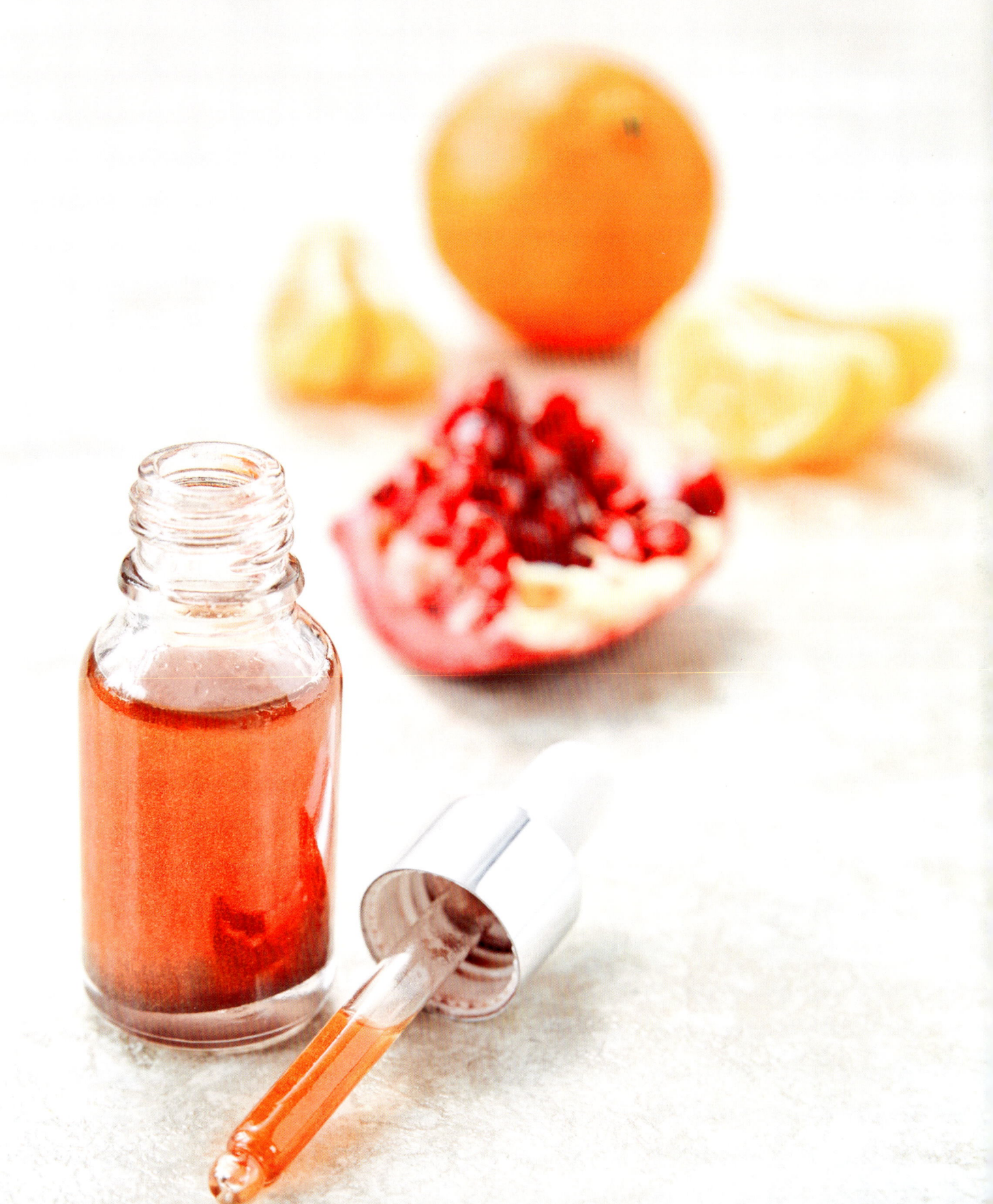

Glow Boost

GESICHTSCREME

Eine leichte Creme für den Sommer. Ectoin, eine von Mikro-Organismen produzierte Substanz, hilft der Haut, Feuchtigkeit zu binden, repariert und schützt vor Umweltstress.

ZUTATEN

Phase A

20 g Avellanaöl

12 g Jojobaöl

10 g Moringaöl

3 g Preiselbeersamenöl

10 g Montanov

5 g Avocado- oder Shea-butter

2 g Guarkernmehl

Phase B

70 g Birkenwasser

30 g Rosenhydrolat

20 g Lindenblütenhydrolat

10 g Orangenblüten-hydrolat

10 g Lavendelhydrolat

5 g Glycerin

1 g Ectoin

Phase C

3 TRP ätherisches Rosenöl

3 TRP ätherisches Vanilleöl

2 TRP ätherisches Weihrauchöl

3 TRP ätherisches Karottenöl

9 g Dermosoft 1388 Eco

25 TRP (0,65 g) Milchsäure

ZUBEREITUNG

Bei der Zubereitung dieser Creme ist Timing extrem wichtig. Lesen Sie am besten vorab das Rezept sorgfältig durch und richten Sie alles her. Thermometer nicht vergessen!

1. Bereiten Sie zwei Wasserbäder vor, eines für Phase A und eines für Phase B. Beide Phasen sollen beim Vermischen ca. 75 °C warm sein, nicht wärmer.

2. Zuerst geben Sie alle Rohstoffe der Phase A in einen Glasbecher und erwärmen ihn im Wasserbad auf 75 °C.

3. Für Phase B geben Sie das Birken-wasser, die Hydrolate und das Glycerin in einen Glasbecher und erwärmen ihn dann im Wasserbad auf 75 °C.

4. Wenn beide Phasen 75 °C heiß sind, nehmen Sie die Becher aus den Wasserbädern. Geben Sie das Ectoin zu Phase B und rühren Sie kurz um.

5. Geben Sie Phase A zu Phase B und rühren Sie alles 1 Minute gut durch. Anschließend schlagen Sie die Mischung mit einem Stabmixer (am besten mit der Sahnescheibe) 4 Minuten kräftig auf. Achten Sie darauf, dass Sie dabei möglichst keine Luft unterschlagen.

6. Dann rühren Sie langsam mit dem Handrührgerät weiter, bis die Creme auf ca. 30 °C abgekühlt ist.

7. Geben Sie nun die ätherischen Öle von Phase C und Dermosoft hinzu. Mischen Sie alle Zutaten gut durch, bevor Sie tropfenweise und unter ständigem Rühren Milchsäure zugeben.

8. Rühren Sie die Creme immer wieder um, bis sie erkaltet ist. Decken Sie den Glasbecher dann mit einem Küchentuch ab und lassen Sie die Creme 2 Tage ruhen, bevor Sie sie in Gläser umfüllen.

ANWENDUNG

Direkt nach Reinigung und Toner auf das noch feuchte Gesicht auf-tragen und sanft einmassieren.

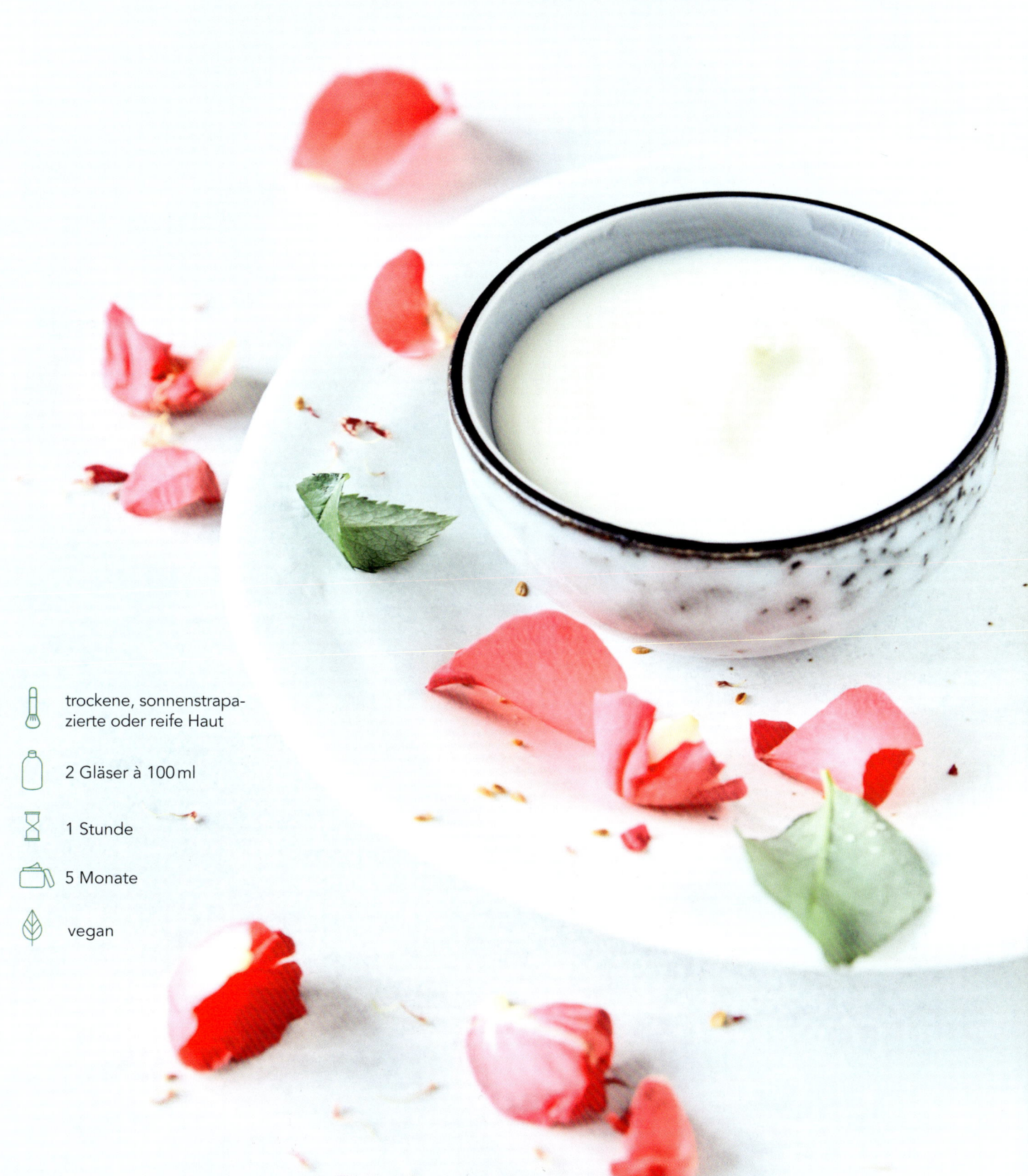

trockene, sonnenstrapa-
zierte oder reife Haut

2 Gläser à 100 ml

1 Stunde

5 Monate

vegan

Hydrating Hero

GESICHTSCREME

Eine Sommercreme mit Antioxidanzien und feuchtigkeitsbindender Hyaluronsäure.
Sie polstert kleine Fältchen auf, ohne schwer aufzuliegen.

ZUTATEN

Phase A

50 g Hamamelishydrolat

1 g Hyaluronsäure, ultra-niedermolekular (2–3 Msp)

4 g Glycerin

10 g Aloe-Vera-Gel

Phase B

10 g Beerenwachs

30 g Haselnussöl

20 g Jojobaöl

20 g Sheabutter

20 g Cupuaçubutter

5 g Granatapfelkernöl

5 g Preiselbeersamenöl

Phase C

3 TRP ätherisches Patschuliöl

2 Kapseln Vitamin E

ZUBEREITUNG

1. Für Phase A kochen Sie das Hamamelishydrolat in einem kleinen Topf mit Deckel kurz auf. Lassen Sie es dann auf Zimmertemperatur abkühlen und geben Sie die Hyaluronsäure hinzu, ohne umzurühren. Legen Sie den Deckel auf und lassen Sie den Topf 1 Stunde stehen. Das Hyaluron löst sich von selbst auf, ohne zu verklumpen.

2. Für Phase B geben Sie Beerenwachs, Haselnuss- und Jojobaöl in einen Becher. Erwärmen Sie die Zutaten im Wasserbad, bis das Wachs geschmolzen ist. Fügen Sie dann Shea- und Cupuaçubutter hinzu und rühren Sie einmal gut um. Wenn alles geschmolzen ist, nehmen Sie die Mischung aus dem Wasserbad und lassen sie auf ca. 35 °C abkühlen. Dann geben Sie Granatapfelkernöl und Preiselbeersamenöl hinzu und rühren noch einmal gut um.

3. Zur Hyaluronlösung von Phase A geben Sie nun Glycerin und Aloe-Vera-Gel und erwärmen die Phase auf 35 °C.

4. Wenn Phase A und Phase B ungefähr 35 °C warm sind, mischen Sie beide Phasen miteinander. Am besten geht das, wenn Sie Phase A langsam zu B gießen und dabei einen Milchaufschäumer direkt in den Strahl halten. So wird die Mischung schön glatt und cremig.

5. Geben Sie jetzt das ätherische Öl und Vitamin E (Kapseln aufstechen) dazu und rühren Sie noch einmal alles gut durch.

6. Füllen Sie die Creme in Gläser um und stellen Sie sie mit einem Stück Küchenpapier bedeckt einen Tag kühl, bevor Sie die Gläser mit Deckeln verschließen.

ANWENDUNG

Tragen Sie die Creme morgens und abends nach der Reinigung auf das noch feuchte Gesicht, Hals und Dekolleté auf.

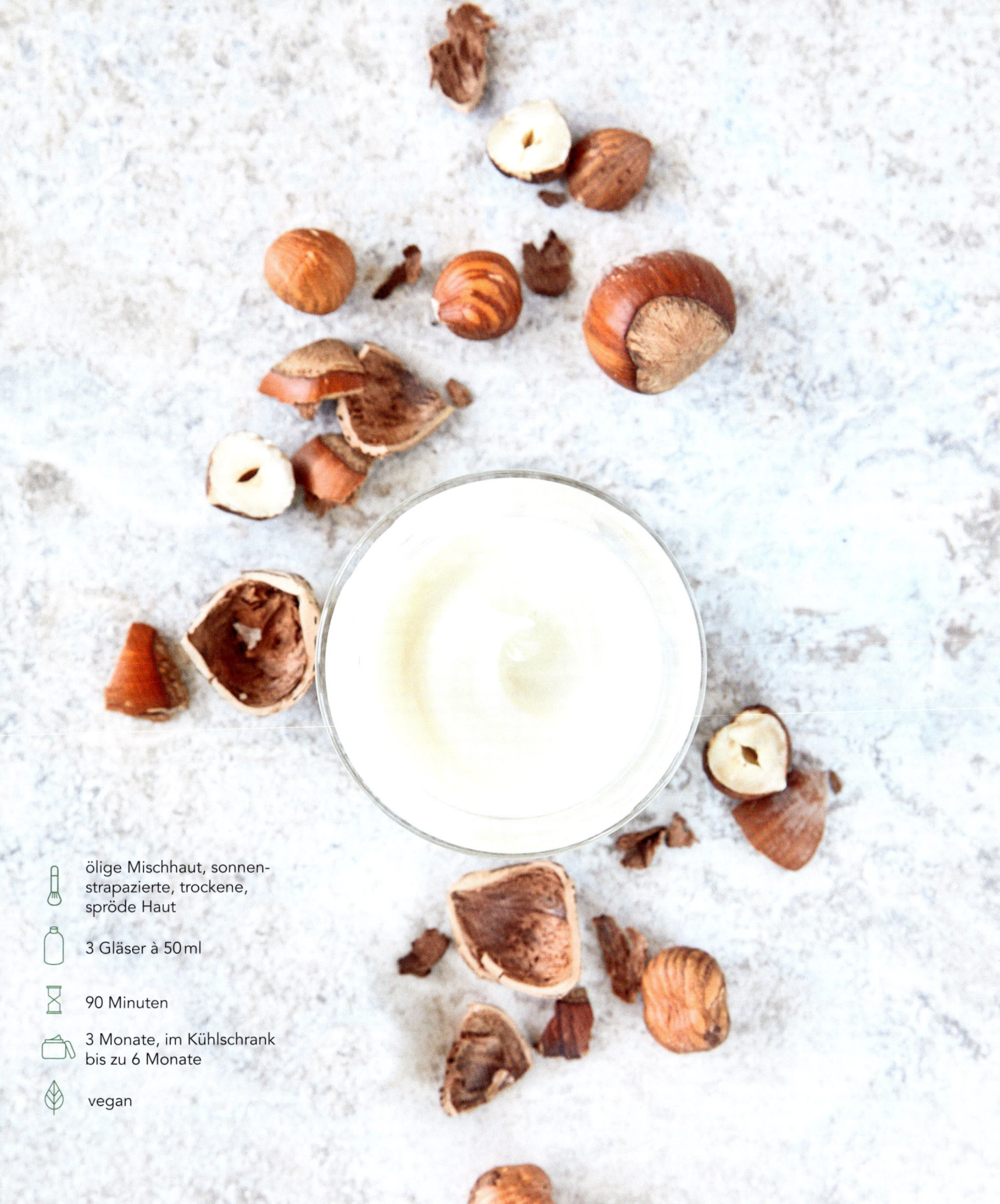

ölige Mischhaut, sonnen-
strapazierte, trockene,
spröde Haut

3 Gläser à 50 ml

90 Minuten

3 Monate, im Kühlschrank
bis zu 6 Monate

vegan

Eye Eye Captain

AUGENCREME

Diese leichte Creme pflegt die empfindliche Haut um die Augen. Lindenblüten- und Kornblumenhydrolate wirken abschwellend und spenden Feuchtigkeit. Durch die Kombination aus Rizinusöl und Beerenwachs erhält die Creme eine gelartige Konsistenz.

ZUTATEN

Phase A

15 g Lindenblütenhydrolat

10 g Kornblütenhydrolat

Phase B

6 g Beerenwachs

15 g Rizinusöl

20 g Wiesenkrautöl

20 g Distelöl

2 TRP Sanddornöl

2 Kapseln Vitamin E

ZUBEREITUNG

1. Kochen Sie die Hydrolate in einem Topf mit Deckel kurz auf und lassen Sie sie anschließend auf 40 °C abkühlen.

2. In der Zwischenzeit geben Sie für Phase B Beerenwachs und Rizinusöl in einen Glasbecher und lassen das Wachs im Wasserbad schmelzen.

3. Nehmen Sie den Becher aus dem Wasserbad und geben Sie Wiesenkraut- und Distelöl hinzu. Rühren Sie um und lassen Sie die Ölbasis auf 40 °C abkühlen.

4. Fügen Sie Sanddornöl und Vitamin E (Kapseln aufstechen) hinzu.

5. Stellen Sie sicher, dass Phase A und Phase B nun beide eine Temperatur von 40 °C haben. Dann mischen Sie beide Phasen miteinander. Am besten geht das, wenn Sie Phase A langsam zu B gießen und dabei einen Milchaufschäumer direkt in den Strahl halten. Rühren Sie die Creme 5 Minuten gut durch, bis sie schön locker und luftig ist.

ANWENDUNG

Mit einem Spatel nehmen Sie eine erbsengroße Menge Augencreme und klopfen sie mit dem Ringfinger sanft rings um die Augen ein.

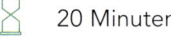 alle Hauttypen, besonders bei geschwollener Augenpartie und dunklen Augenringen

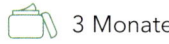 2 Gläser à 50 ml

20 Minuten

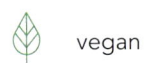 3 Monate

vegan

SKIN FOOD – KRÄUTERTEE

Bei geschwollenen Augen wirken kühle Augenkompressen sehr wohltuend. Verschiedene Teesorten wie Lindenblüten, grüner oder schwarzer Tee, Fenchel und Kamille eignen sich hervorragend zur Herstellung von abschwellenden Kompressen. Einfach einen kräftigen Tee kochen, die Kräuter abfiltern und zwei Kompressen aus Mullbinden mit dem Tee tränken. Leicht ausdrücken und auf die geschlossenen Augen legen. Die Kompressen können ruhig noch lauwarm sein. Wichtig ist, dass Sie die Kompressen immer frisch zubereiten; Sie können die Kräutertees nicht aufbewahren. Von Augenspülungen mit Tees rate ich ab!

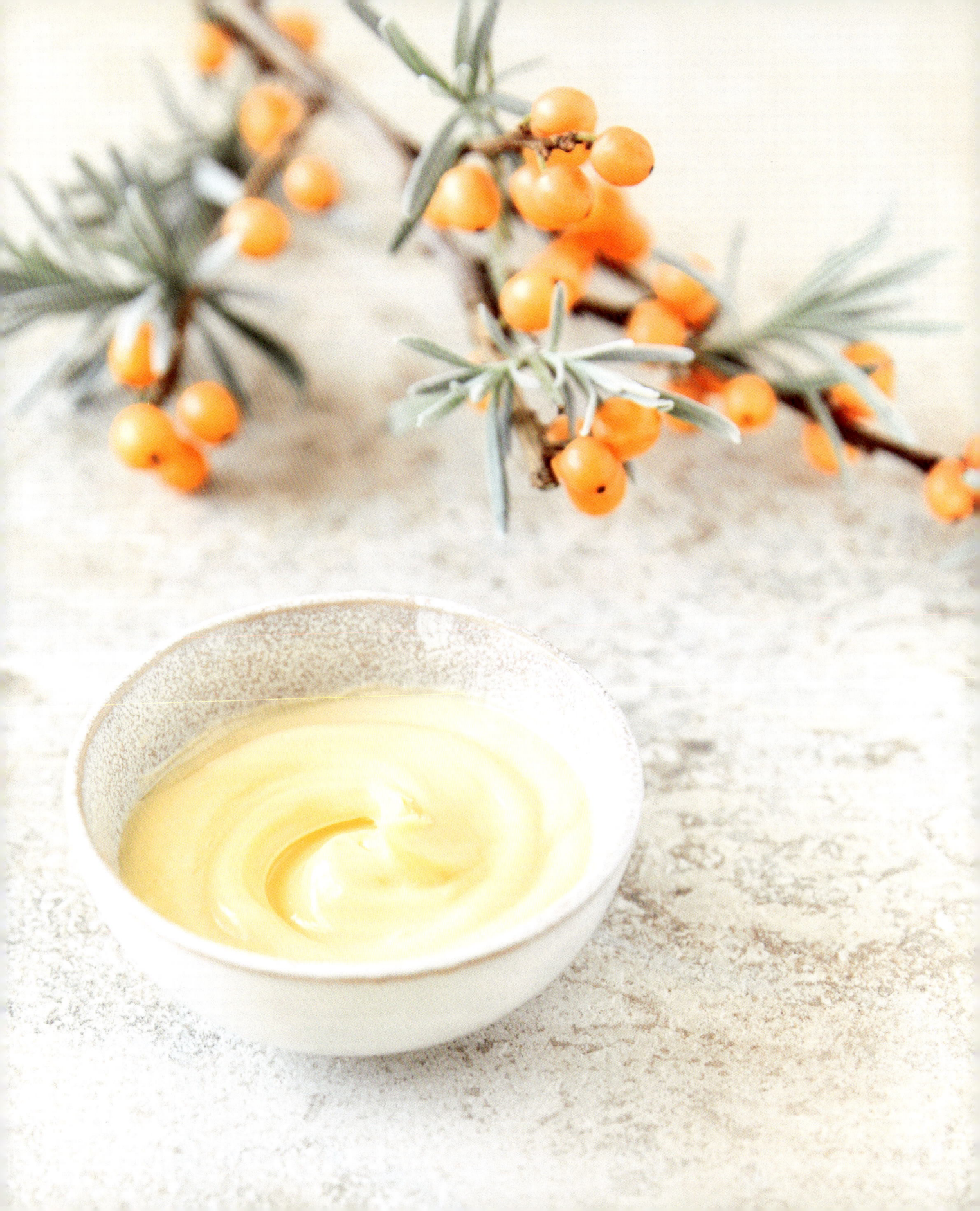

Glossy Coral Lip & Cheek Balm

LIPPEN- UND WANGENROT

Hier ein Rezept für ein leichtes Gloss in schmeichelndem Korallenrot. Sie können es sowohl auf die Lippen als auch die Wangen auftragen – für den besonderen Summer Glow.

ZUTATEN

2 g Beerenwachs

15 g Rizinusöl

10 g Mangobutter

1–2 Msp Mica gelb

1–2 Msp Mica rot

5 g Hanföl

1 TRP ätherisches Zitronenmelissenöl

2 TRP ätherisches Pfefferminzöl

2 Kapseln Vitamin E

alle Hauttypen

1 Dose à 30 ml oder 3 kleine Döschen à 10 ml

10 Minuten

9 Monate

vegan

ZUBEREITUNG

1. Geben Sie Beerenwachs und Rizinusöl in einen Glasbecher mit Ausguss und lassen Sie das Wachs im Wasserbad schmelzen.

2. Sobald das Wachs flüssig ist, schalten Sie den Herd aus, lassen den Becher aber im Wasserbad stehen. Fügen Sie die Mangobutter hinzu und rühren Sie, bis die Butter geschmolzen ist, dann nehmen Sie den Becher aus dem Wasserbad.

3. Geben Sie nun Mica dazu. Wenn Sie eine stärkere Farbe möchten, können Sie die Menge erhöhen. Rühren Sie 2 Minuten gut durch.

4. Fügen Sie die Öle und das Vitamin E (Kapseln aufstechen) hinzu.

5. Gießen Sie die Masse in kleine Dosen. Lassen Sie sie mit einem Stück Küchenpapier bedeckt über Nacht aushärten, ehe Sie die Dosen mit einem Deckel verschließen.

ANWENDUNG

Tragen Sie das Gloss auf Lippen und Wangen auf.

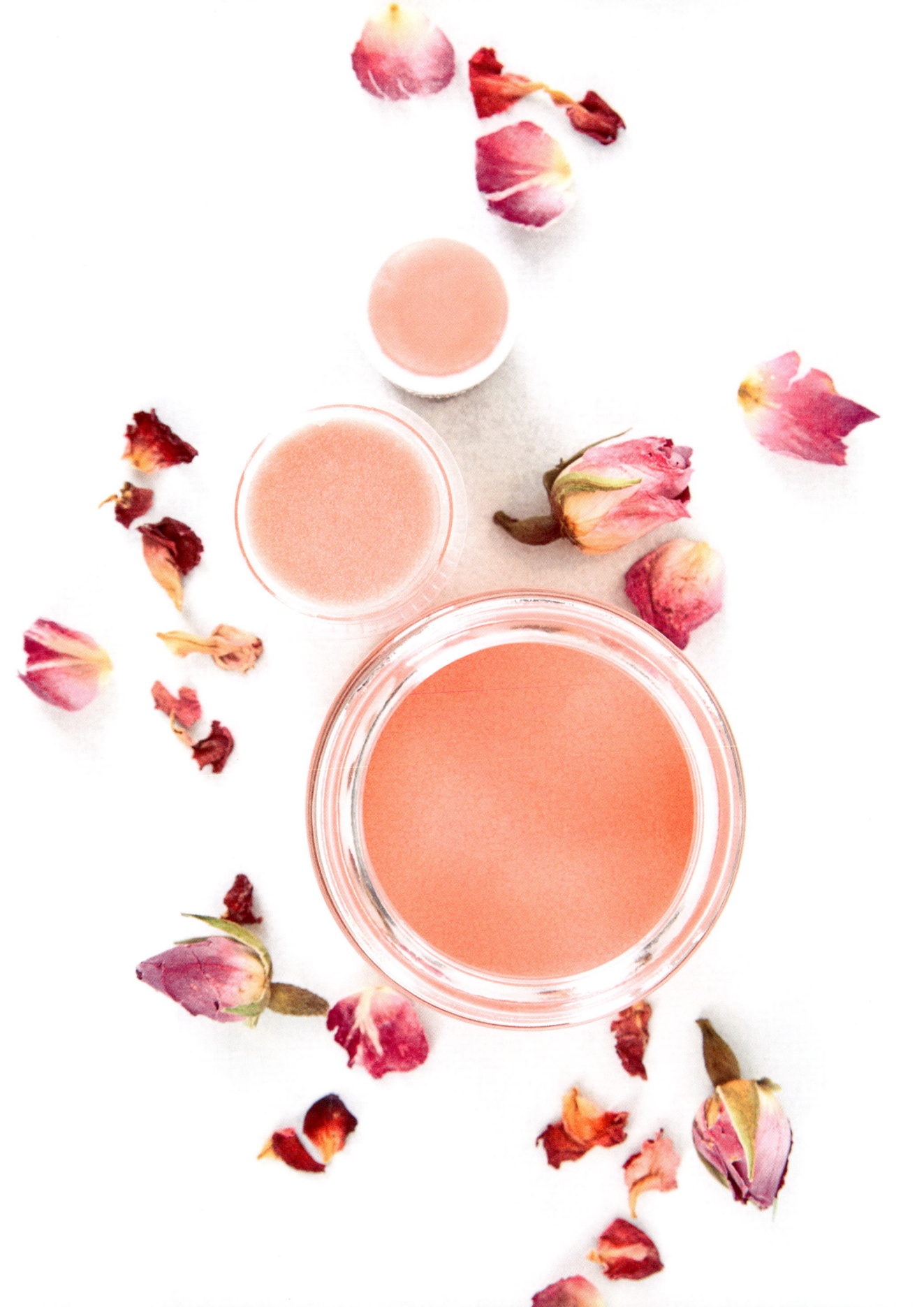

Brazilian Shine Hair Treatment

HAARMASKE

So schön der Sommer auch ist – für die Haare bedeutet er richtig viel Stress:
Starke Sonnenstrahlen in Kombination mit Salzwasser strapazieren unser Haar.
Eine Haarmaske mit Cupuaçubutter bringt Elastizität und Glanz zurück.

ZUTATEN

15 g Cupuaçubutter

5 g Babassuöl

3 g Buritiöl

5 g Rizinusöl

3 g Moringaöl

3 g Brokkolisamenöl

3 TRP ätherisches
Zedernöl

3 TRP ätherisches
Rosmarinöl

ZUBEREITUNG

1. Geben Sie die Cupuaçubutter mit Babassu-, Buriti-, Rizinus-, Moringa- und Brokkolisamenöl in eine Schale. Rühren Sie kurz um, bis die Cupuaçubutter geschmeidig ist und alle Zutaten eine cremige Masse bilden.

2. Fügen Sie die ätherischen Öle hinzu und mischen Sie dann alles gut durch.

3. Füllen Sie die fertige Haarmaske in eine Dose um.

ANWENDUNG

Einmal pro Woche nach dem Haarewaschen ins Haar einmassieren, vom Ansatz bis in die Spitzen. Etwa 10 Minuten einwirken lassen und anschließend mit einem milden Shampoo auswaschen. Danach die Haare wie gewohnt stylen.

 trockene, strapazierte
Haare

 1 Dose à 30 ml

 10 Minuten

 6 Monate

 vegan

SKIN FOOD – APFELESSIG

Stellen Sie eine Sommer-Erste-Hilfe mit 5 EL Apfelessig auf ½ l Wasser her. Diese Lösung ist multitaskingfähig, sie hilft Haut und Haaren: Auf Wattepads oder Kompressen lindert sie Sonnenbrand. Als mild-säuerliche Haarspülung löst sie Pflegerückstände („Build Up") und schließt die oberste Haarschuppenschicht – die Haare werden weich und glänzend. Auch die Kopfhaut liebt Apfelessig, denn er mildert Juckreiz. Pur empfindet die Haut Apfelessig allerdings als Stress, daher sollten Sie ihn immer gut verdünnen.

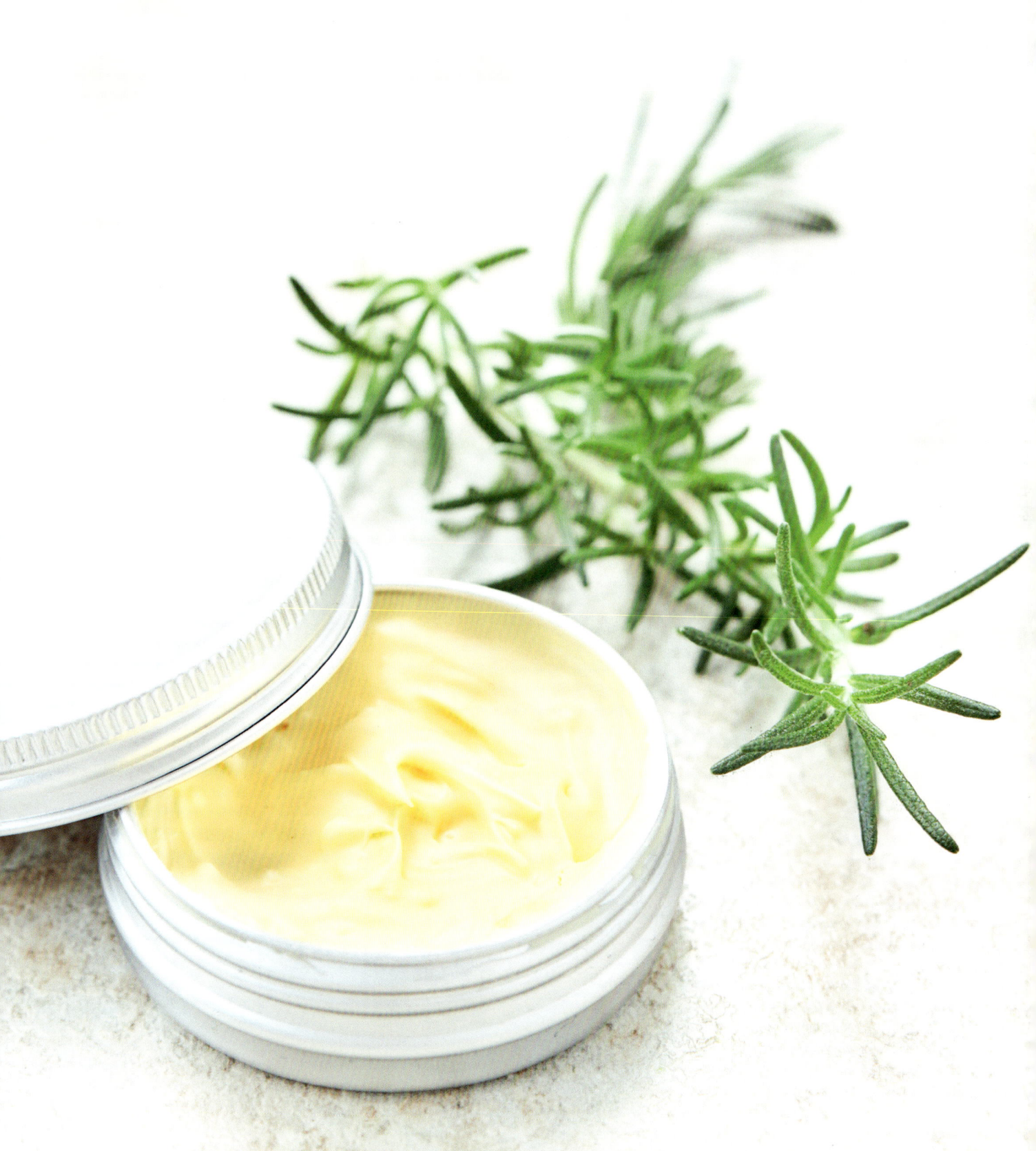

Shine On

PFLEGENDES HAARÖL

Sommerhaare lieben dieses Haaröl! Es schützt die Haare vor äußerem Stress wie Sonne, Sand und Salzwasser. Es bindet Feuchtigkeit, gibt Glanz und lässt die Haare strahlen ... und es duftet so herrlich!

ZUTATEN

25 g Arganöl

15 g Rizinusöl

7 g Hanföl

3 g Brokkolisamenöl

2 TRP ätherisches Rosmarinöl

2 TRP ätherisches Lavendelöl

1 TRP ätherisches Zedernöl

1 TRP ätherisches Pfefferminzöl

1 Kapsel Vitamin E

ZUBEREITUNG

1. Mischen Sie alle Zutaten in einem Glasbecher ...

2. ... und füllen Sie die Mischung in eine schöne Flasche mit Pipette um.

ANWENDUNG

Um Ihr Haar am Strand zu schützen, verteilen Sie das Öl Strähne für Strähne im ganzen Haar, vom Ansatz bis in die Spitzen. Als Kur lassen Sie das Öl gern über Nacht wirken. Schützen Sie ihr Kopfkissen am besten mit einem Handtuch. Als Behandlung gegen Spliss oder als Frizzbändiger und für ein glänzendes Finish verreiben Sie 2–3 Tropfen Öl zwischen den Handflächen und streichen damit sanft über das Haar, dann kneten Sie den Rest in die Spitzen.

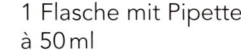 alle Haartypen

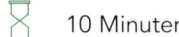 1 Flasche mit Pipette à 50 ml

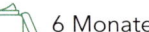 10 Minuten

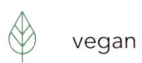 6 Monate

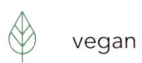 vegan

SUMMER HAIR – TIPPS FÜR HEISSE TAGE

Sonne, Wind und Meer – schön für die Seele, Stress für die Haare. Schützen Sie Ihre Haare im Sommer vor intensiven Sonnenstrahlen. Am Strand tragen Sie am besten eine Kopfbedeckung, denn die UV-Strahlen schwächen das Haar und machen es porös. In Kombination mit Salzwasser wird dieser Effekt noch verstärkt. Chlor im Pool ist ebenfalls Gift für die Haare ... Am besten spülen Sie nach dem Baden im Meer oder Pool die Haare immer kurz mit Süßwasser aus.

Frisch gefärbte oder blondierte Haare sind besonders empfindlich, planen Sie daher den Besuch beim Friseur so ein, dass das Haar sich vor Ihrem Strandurlaub noch ein paar Tage erholen kann. Und: Finger weg von metallenem Haarschmuck in der Sonne: Er wird glühend heiß!

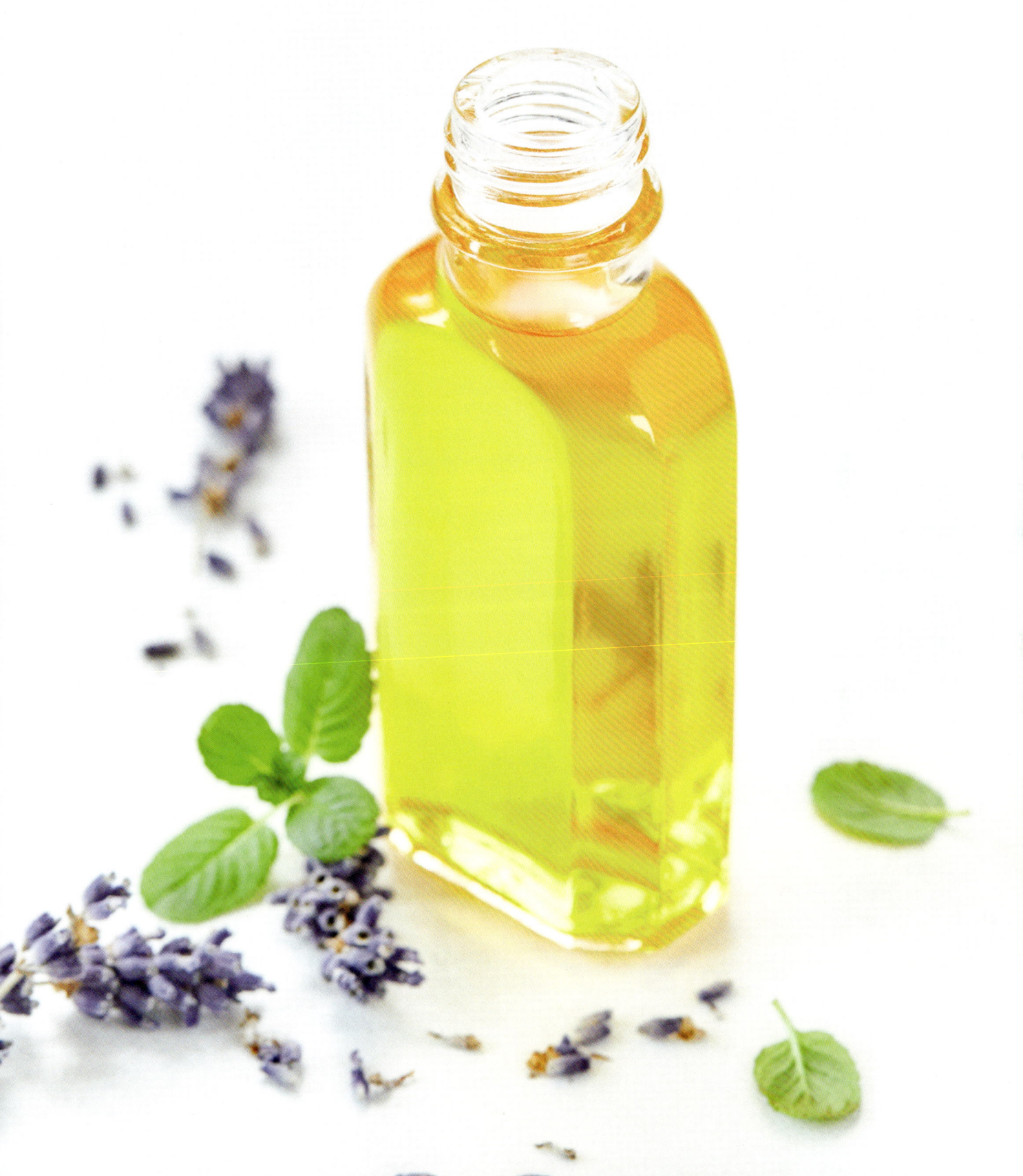

Grip Boy

STYLING PASTE

Ein Haarwachs ist nicht nur das ideale Produkt für Kurzhaarfrisuren, es gibt auch Locken einen leichten Halt, ohne allzu steif zu wirken. Durch die pflegenden Öle bekommen die Haare einen schönen Glanz. Erden geben einen leichten Griff – und für graues Haar wie meines ist blaue Tonerde sehr schmeichelhaft.

ZUTATEN

8 g Bienenwachs

15 g Beerenwachs

10 g Jojobaöl

15 g Brokkolisamenöl

1 g (blaue) Tonerde

ZUBEREITUNG

1. Geben Sie Bienenwachs, Beerenwachs und Jojobaöl in einen Becher und erwärmen Sie die Mischung im Wasserbad, bis das Wachs vollständig geschmolzen ist.

2. Nehmen Sie den Becher aus dem Wasserbad und fügen Sie Brokkolisamenöl und Tonerde hinzu. Rühren Sie alles 3 Minuten gut durch.

3. Gießen Sie die Mischung in eine Dose um. Decken Sie sie mit einem Blatt Küchenpapier ab und lassen Sie das Haarwachs über Nacht abkühlen und aushärten.

ANWENDUNG

Eine kleine Menge Styling Paste zwischen den Fingerspitzen verreiben, ins trockene Haar einarbeiten und wie gewohnt stylen.

alle Haartypen, besonders graues Haar

1 Dose à 50 ml

20 Minuten

12 Monate

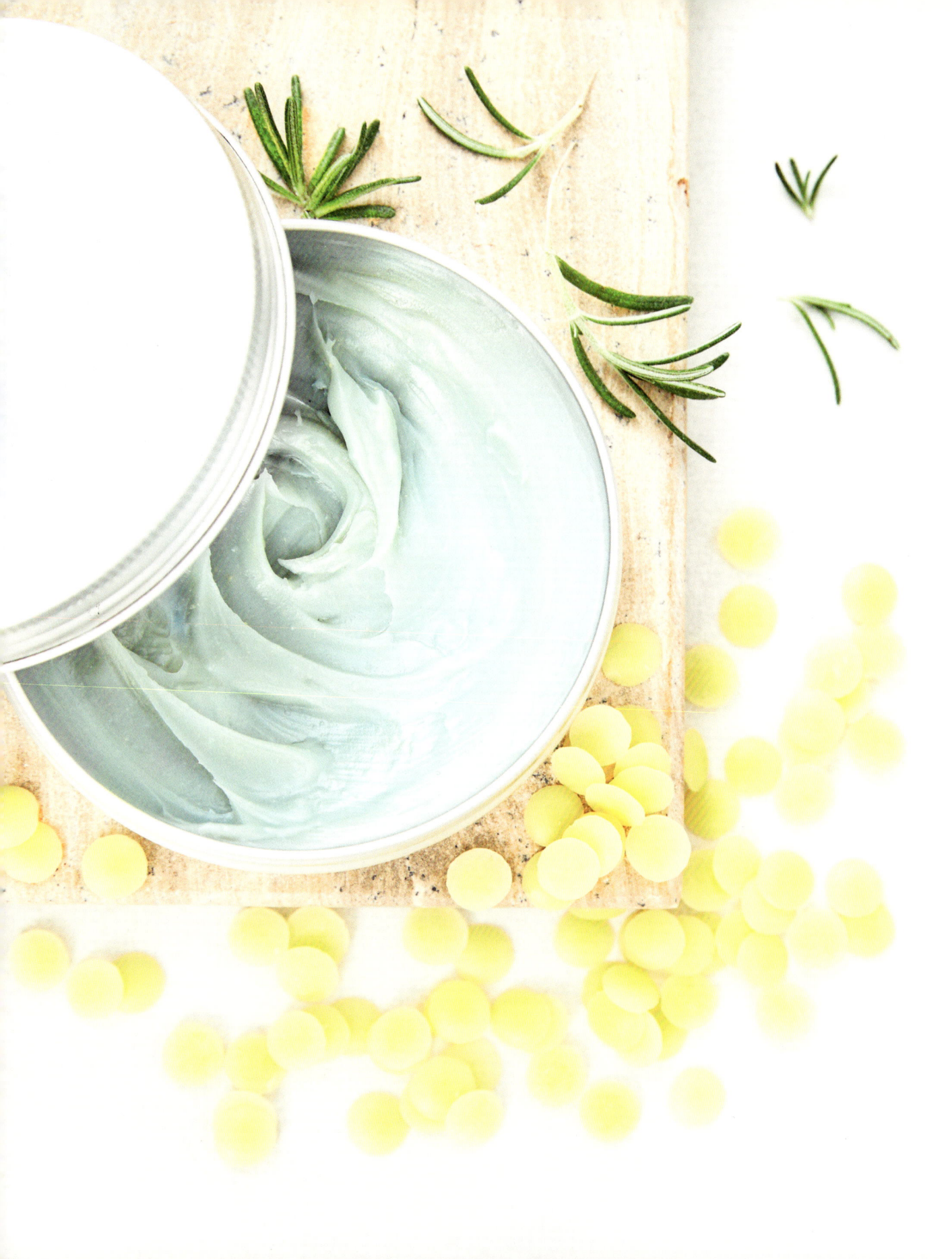

Mermaid Curls

BEACH WAVE HAARSPRAY

So herrlich nonchalant gestylt wie nach einem Tag am Strand – das gelingt mit diesem Salzspray. Durch das Salz werden die Haare griffiger und wirken voluminöser. Hibiskuswasser und Arganöl sorgen für Glanz und Leuchtkraft.

ZUTATEN

10 g Hibiskuswasser*

46 g Wasser

15 g Orangenblüten-hydrolat

5 g Rosmarinhydrolat

5 g Himalayasalz

3 g Epsomsalz

6 g Aloe-Vera-Gel

3 g Arganöl (optional)

*Hibiskuswasser

2 g getrocknete Hibiskus-blüten

125 ml Wasser

alle Haartypen, beson-ders feines Haar

1 Sprühflasche à 100 ml

20 Minuten

2 Monate

vegan

ZUBEREITUNG

1. Zuerst stellen Sie das Hibiskus-wasser her. Geben Sie dazu die Hibiskusblüten und das Wasser in einen kleinen Topf, legen Sie einen Deckel auf und lassen Sie die Mischung 3 Minuten kochen.

2. Nehmen Sie den Topf vom Herd und lassen Sie das Wasser 5 Minu-ten abkühlen. Dann filtrieren Sie das Hibiskuswasser mithilfe eines Tee-filters.

3. Mischen Sie 10 g Hibiskuswasser mit Wasser, Orangenblüten- und Rosmarinhydrolat. Dann geben Sie Himalaya- und Epsomsalz hinzu. Rühren Sie sorgfältig um, bis sich die Salze aufgelöst haben.

4. Dann rühren Sie das Aloe-Vera-Gel unter. Für ein glänzenderes Finish geben Sie das Arganöl hinzu.

5. Füllen Sie die Mischung in eine Flasche mit Sprühaufsatz um.

ANWENDUNG

Die Flasche gut schütteln und das Spray ins leicht feuchte oder trockene Haar sprühen. Kneten Sie mit den Fingern Strähne für Strähne schöne Locken oder leichte Wellen. Sie können das Spray auch auf das trockene Haar sprühen und mit dem Lockenstab schöne, voluminöse Locken stylen.

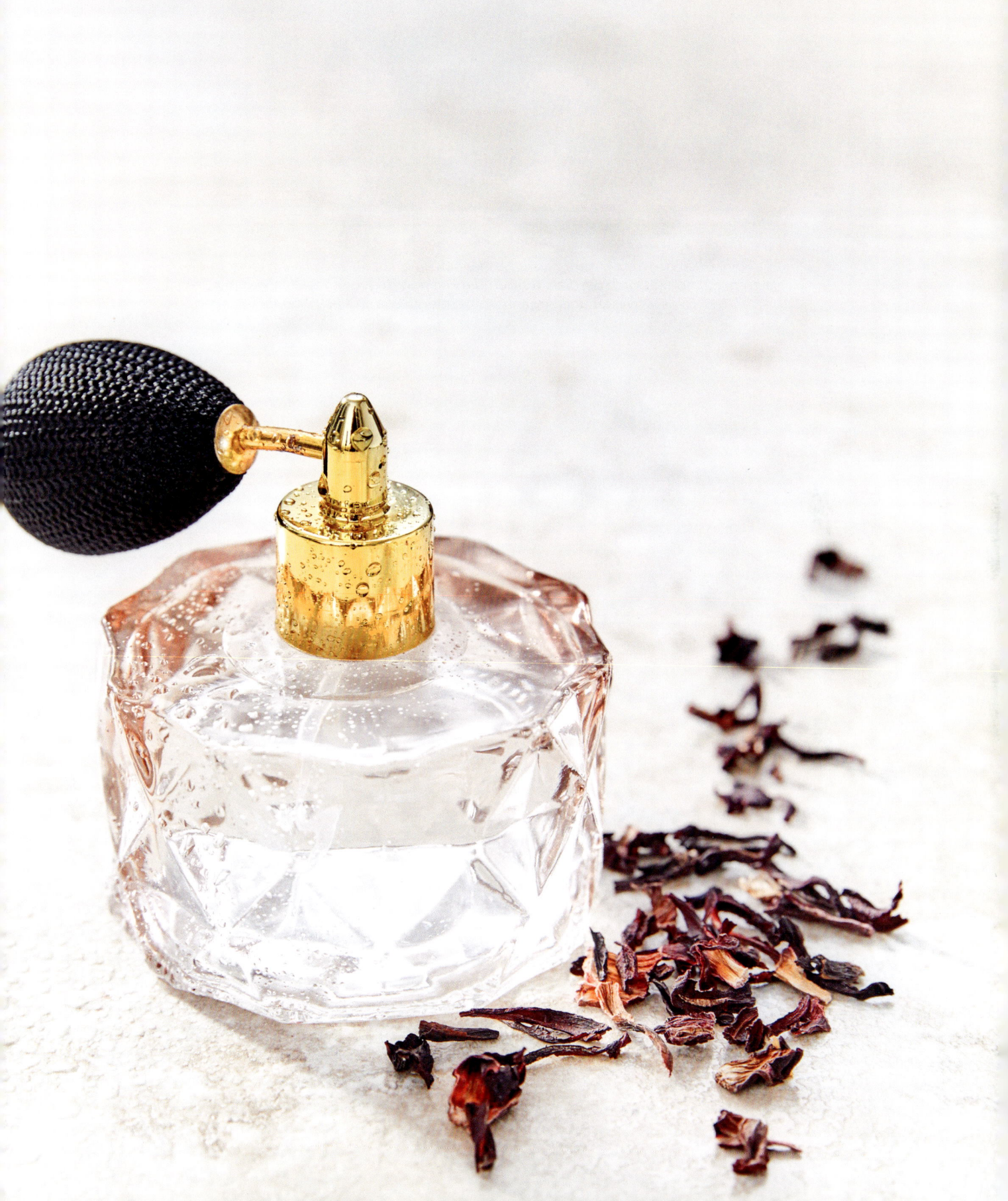

Soft Pink or Cool Blue Foot Soak

BADESALZ FÜR FUSSBÄDER

Ein Fußbad ist der Anfang einer jeden Pediküre. Hornhaut und Verhornungen werden weicher, und die Füße werden perfekt vorbereitet für einen nachfolgenden Scrub und die Nagelpflege. Hier zwei schöne Fußbäder, ein pinkes und ein blaues.

ZUTATEN

Soft Pink Soak

150 g Himalayasalz

50 g Epsomsalz

50 g Haferflocken

25 g Ananaspulver

10 g Hibiskusblüten

5 g Rosenblüten

5 g Minzblätter

3 g Salbeiblätter

Cool Blue Soak

100 g Meersalz

75 g Molkepulver

25 g Epsomsalz

2 g getrocknete Veilchenblüten

2 g getrocknete Kornblüten

2 g getrocknete Lavendelblüten

2 g getrocknete Pfefferminzblätter

5 TRP ätherisches Pfefferminzöl

3 TRP ätherisches Weißtannenöl

3 TRP ätherisches Lavendelöl

ZUBEREITUNG

1. Alle Zutaten in einer großen Schale mischen und in ein schönes Glas umfüllen – fertig!

ANWENDUNG

Pro Fußbad verwenden Sie 4 EL Badesalz. Am besten wirken die Fußbäder bei einer Wassertemperatur von ca. 37 °C und einer Badedauer von mindestens 15 Minuten.

 alle Hauttypen, besonders müde, trockene Füße

 1 Glas à 250 ml

 5 Minuten

 12 Monate

 vegan (Soft Pink Soak)

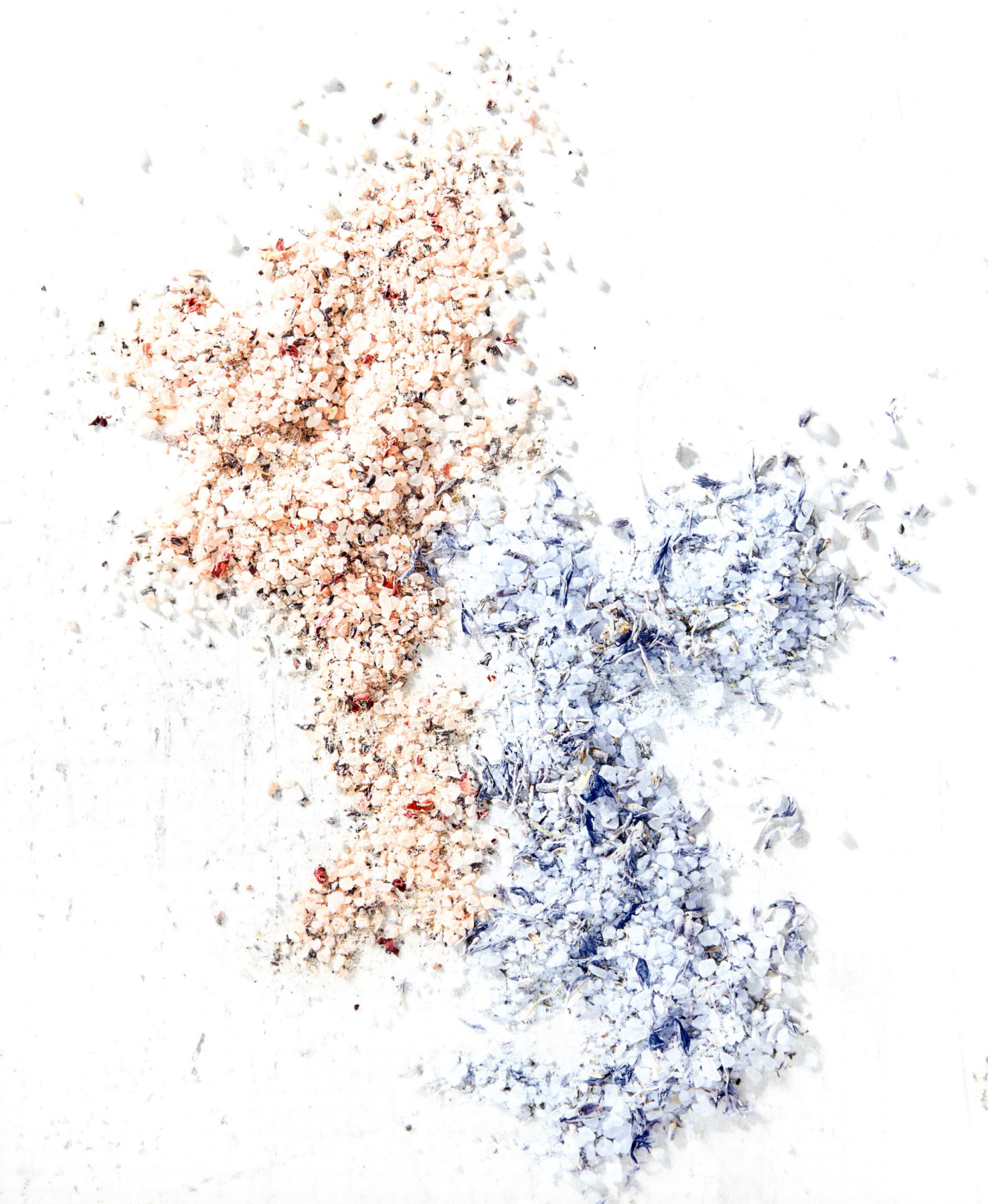

Happy Summer Feet

FUSS-SCRUB

Im Sommer brauchen unsere Füße eine Extraportion Liebe. Dieser Scrub zaubert samtweiche, sandalentaugliche Pfötchen und wirkt dazu noch desodorierend.

ZUTATEN

10 Zweige Rosmarin

5 Zweige Thymian

20 Minzblätter

10 Salbeiblätter

80 g Meersalz, fein

20 g Backsoda (Natron)

30 g Arganöl

15 g Avocadoöl

ZUBEREITUNG

1. Lassen Sie die frisch gesammelten Kräuter über Nacht auf einem Stück Küchenpapier antrocknen.

2. Zupfen Sie Rosmarinnadeln und Thymianblättchen von den Zweigen und hacken Sie alle Kräuter grob. Geben Sie sie in den Mixer, fügen Sie Meersalz und Natron hinzu und zerkleinern Sie alles zu einem feinen Pulver.

3. Geben Sie das Öl hinzu und vermischen Sie alles sorgfältig, bevor Sie den Scrub in ein Glas umfüllen.

ANWENDUNG

Nach einem Fußbad nehmen Sie eine walnussgroße Menge Peeling und massieren es mit kreisenden Bewegungen in die noch feuchte Haut ein. Lassen Sie das Peeling kurz einwirken und brausen Sie anschließend die restlichen Salzkörner nur kurz mit lauwarmem Wasser ab. Tupfen Sie die Füße mit einem Handtuch trocken.

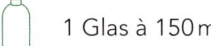 trockene, strapazierte Füße

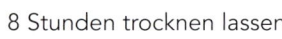 1 Glas à 150 ml

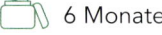 8 Stunden trocknen lassen + 5 Minuten

6 Monate

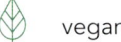 vegan

SKIN FOOD – AVOCADO

Avocados sind zurzeit der Beautyrenner – auf Instagram ist gefühlt jeder dritte Post ein Avocadotoast! Reich an Vitaminen, Phytosterolen, Antioxidanzien und gesunden Fetten wirkt Avocado sowohl von innen als auch von außen. Für einen pflegenden Hand- & Fuß-Scrub nehmen Sie ½ reife Avocado, 2 TL Honig, 1 EL Meersalz und 1 EL Kokosöl und verarbeiten alles mit einem Pürierstab zu einer cremigen Masse. Gut einmassieren, dann mit lauwarmem Wasser abbrausen.

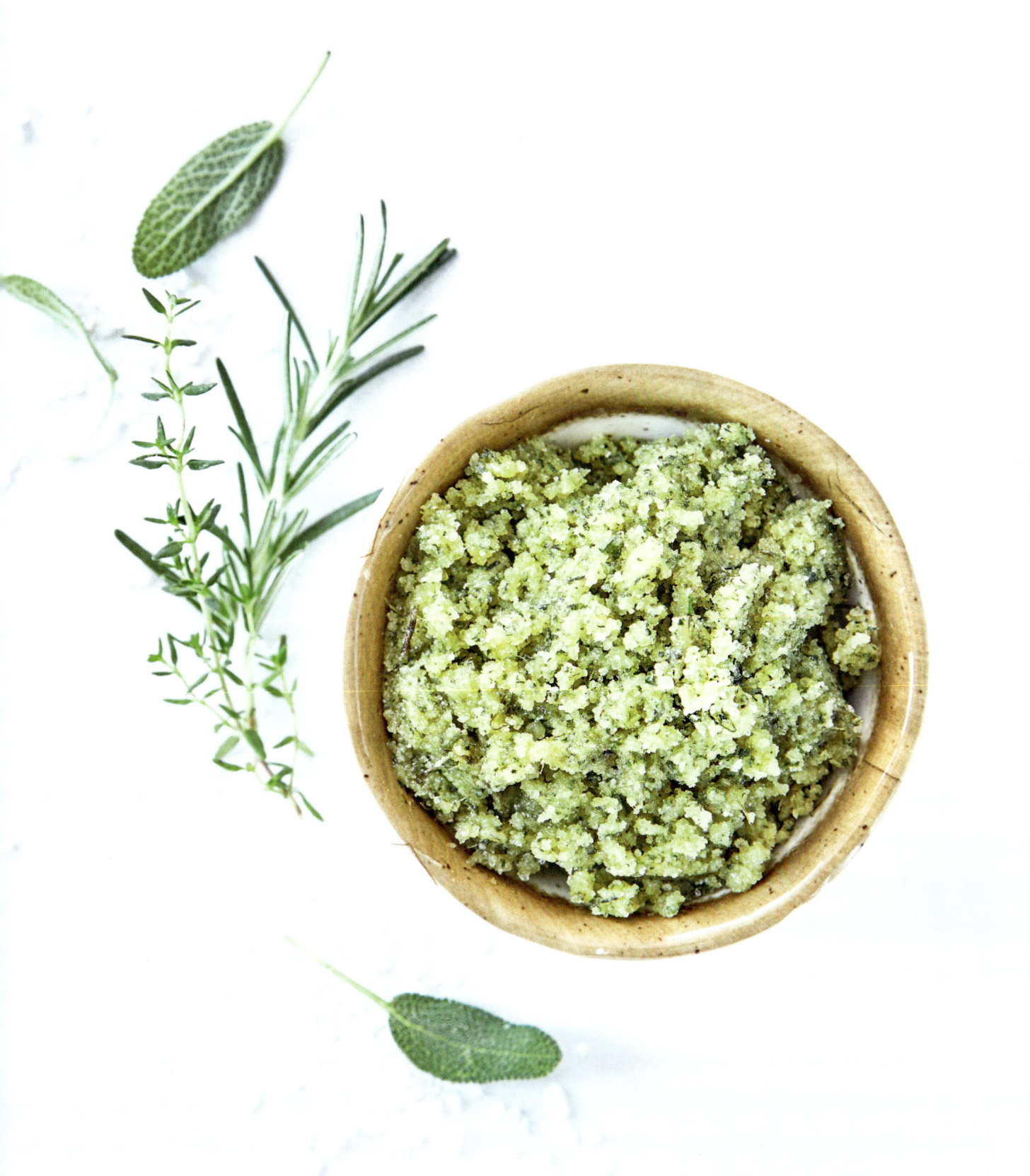

Soft Summer Paws

PFLEGENDE FUSSCREME

Avocadoöl gehört zu meinen Favoriten, wenn es um Fußpflege geht.
Es macht rissige, verhornte Füße babyweich, und sein Duft ist so schön erdig-frisch.

ZUTATEN

8 g Bienenwachs

50 g Avocadoöl

40 g Jojobaöl

8 g Rizinusöl

2 TRP ätherisches Salbeiöl

2 TRP ätherisches
Mandarinenöl

2 TRP ätherisches
Rosmarinöl

1 TRP ätherisches
Weißtannenöl

ZUBEREITUNG

1. Geben Sie das Bienenwachs und die Öle in einen Glasbecher und lassen Sie das Wachs im warmen Wasserbad schmelzen.

2. Nehmen Sie dann den Becher aus dem Wasserbad, rühren Sie alles gut um und lassen Sie die Mischung 2 Minuten abkühlen, aber nicht zu fest werden.

3. Geben Sie nun die ätherischen Öle dazu und vermischen Sie alles.

4. Füllen Sie die Creme in eine Flasche oder einen Spender um.

ANWENDUNG

Die Füße täglich sanft mit der Creme massieren – Fußsohlen dabei nicht vergessen!

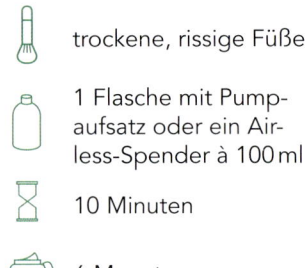

trockene, rissige Füße

1 Flasche mit Pump-
aufsatz oder ein Air-
less-Spender à 100 ml

10 Minuten

6 Monate

SKIN FOOD – ÖLE AUS DER KÜCHE

Distelöl zieht schnell, aber nicht so tief in die Haut ein. Reich an den Vitaminen A und K hilft es gegen dunkle Augenringe und wird gern bei unreiner Haut verwendet.
Olivenöl ist ein reichhaltiges, schweres Öl, reich an schützenden Antioxidanzien und Vitamin E. Es zieht langsam ein, bindet Feuchtigkeit, schützt und repariert. Pur ist es wunderbar als Nagelhautöl oder für eine Haarkur – einfach eine kleine Menge Olivenöl in Kopfhaut und Haare einmassieren und 30 Minuten einwirken lassen. Sesamöl zieht langsam, aber tief in die Haut ein und ist die perfekte Basis für wirkstoffreiche Rezepturen. Pur oder mit ein paar Tropfen ätherischer Öle können Sie es als Massageöl verwenden. Sonnenblumenöl ist ein leichtes, schnell einziehendes Öl. Es ist reich an Vitamin E und Karotinoiden und im Sommer ideal für sonnengestresste Haut. Pur ist es der perfekte Make-Up-Entferner: einfach auf ein Wattepad geben und sanft über das Gesicht wischen.

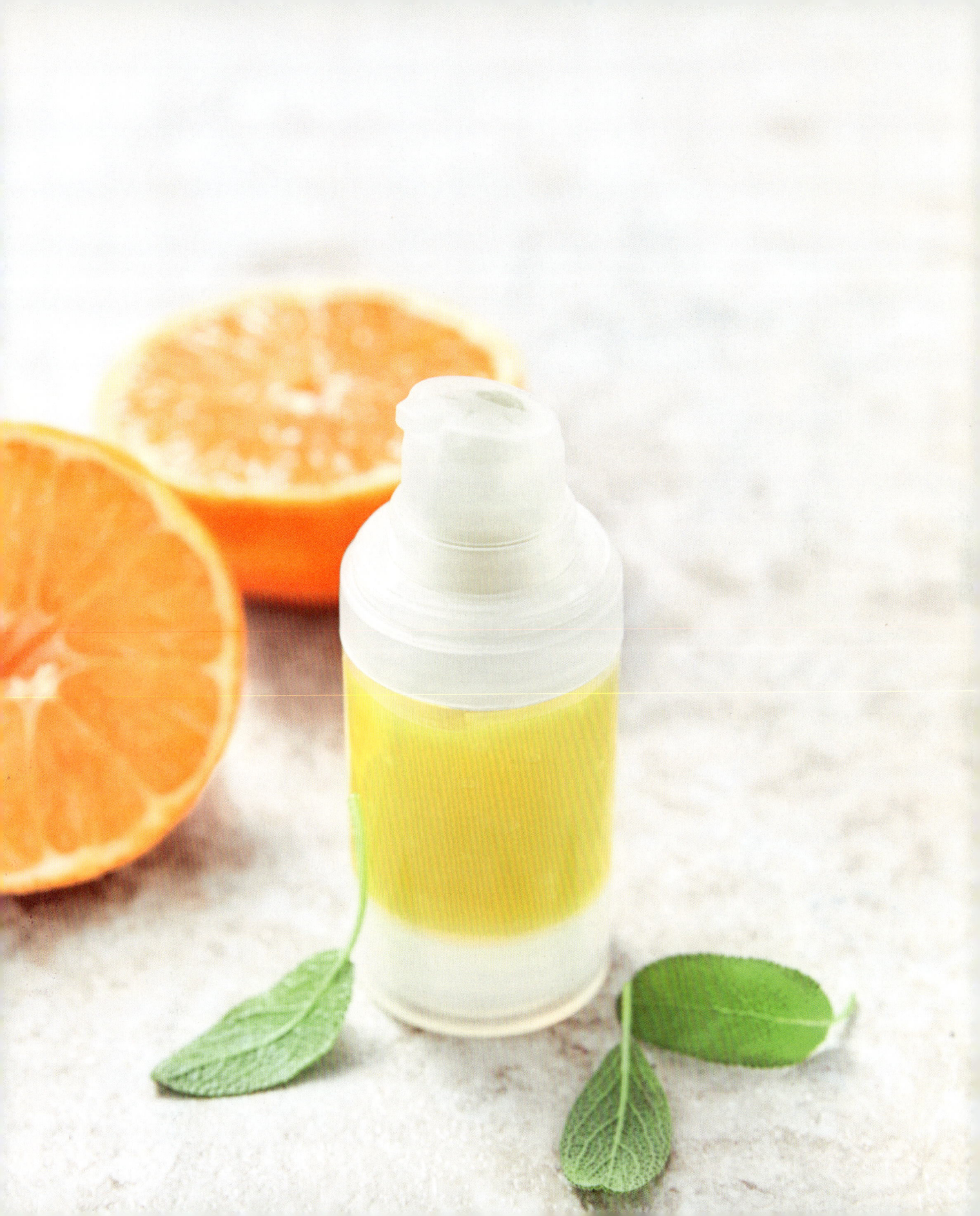

Garderner's Hand Balm

HANDBALSAM

Dieser Handbalsam ist die ideale Pflege für gartenstrapazierte Hände. Er ist sehr reichhaltig, und das Bienenwachs umhüllt und schützt Ihre Haut. Tragen Sie den Balsam schon auf, bevor Sie im Garten loslegen … Sie werden sehen, er schmilzt förmlich in Ihren Händen.

ZUTATEN

15 g weißes Bienenwachs

10 g Kokosöl

30 g Mandelöl

30 g Avocadobutter

2 TRP ätherisches Lemongrasöl

1 TRP ätherisches Minzöl

2 Msp blaue Tonerde (optional)

ZUBEREITUNG

1. Geben Sie das Bienenwachs mit dem Kokos- und dem Mandelöl in einen Becher und lassen Sie es im warmen Wasserbad schmelzen.

2. Fügen Sie die Avocadobutter hinzu und rühren Sie, bis die Butter geschmolzen ist.

3. Nehmen Sie die Mischung nun aus dem Wasserbad, rühren Sie weitere 2–3 Minuten und geben Sie dann die ätherischen Öle dazu. Mischen Sie noch einmal gut durch. Wer seinem Balsam gern eine kühle blaue Farbe verleihen möchte, gibt blaue Tonerde hinzu.

4. Füllen Sie den Balsam in ein Glas um. Bevor Sie den Deckel auflegen, lassen Sie den Balsam über Nacht mit Küchenpapier bedeckt abkühlen und aushärten, damit sich kein Kondenswasser bildet.

ANWENDUNG

Als schützender, pflegender Handbalsam nach Bedarf. Oder als Kur, dann dick auftragen und Baumwollhandschuhe anziehen. Nach 30 Minuten können Sie eventuellen Überschuss mit einem Kosmetiktuch abnehmen.

trockene, strapazierte Hände

1 Glas à 50 ml

10 Minuten

6 Monate

SKIN FOOD – HAFERFLOCKEN

Haferflocken wirken durch ihre schützenden Inhaltsstoffe beruhigend auf die Haut. So tut z. B. bei Sonnenbrand ein Bad mit Haferflocken richtig gut. Aus den Flocken können Sie auch ganz einfach ein sanftes Handpeeling herstellen:
Zerkleinern Sie 2 EL Haferflocken mit 1 EL Zucker kurz im Mixer zu einem feinen Mehl. Geben Sie 2 EL Olivenöl und 1 EL Honig dazu – fertig ist ein schönes Handpeeling. Es ist 3 Monate haltbar.

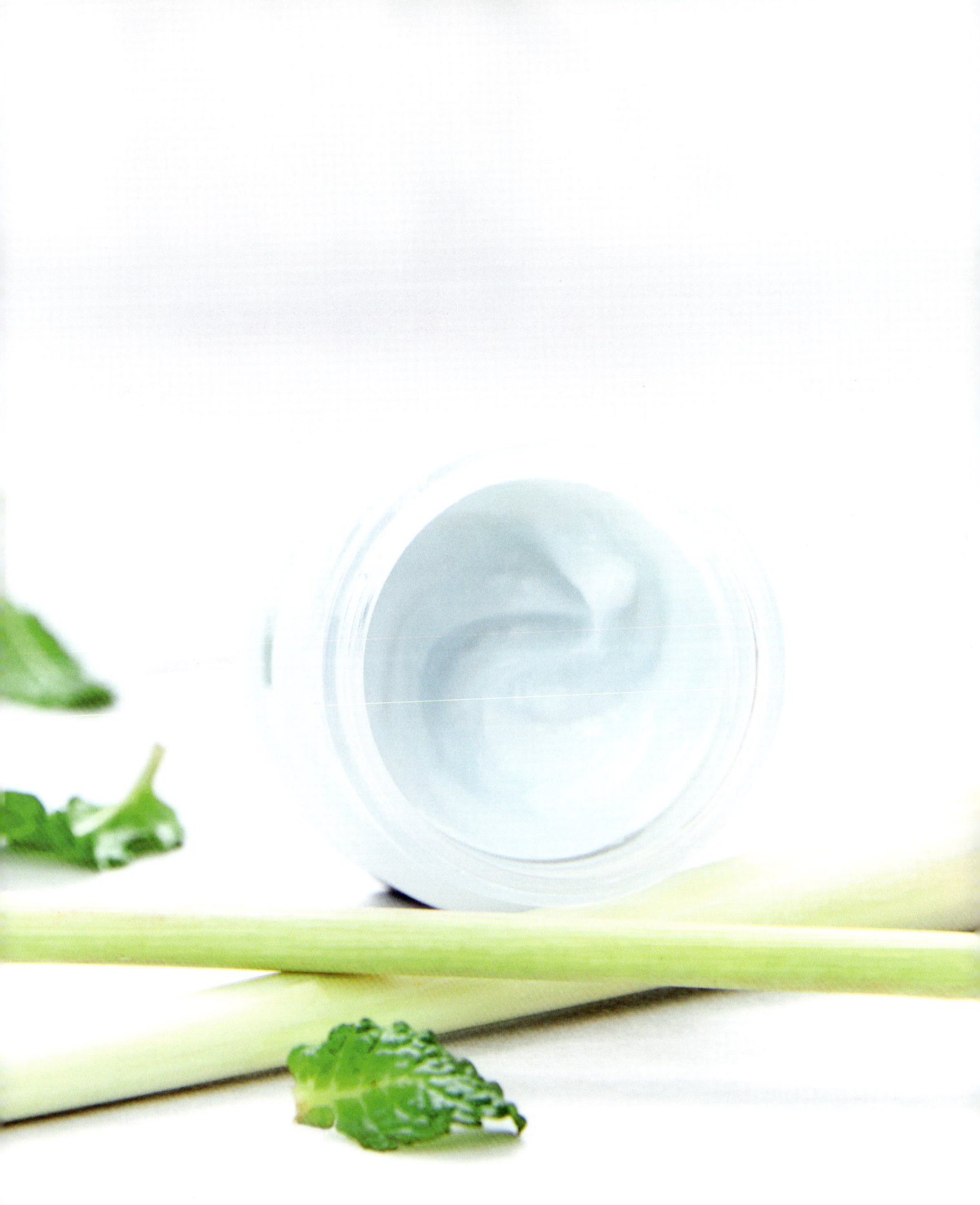

Smooth as Velvet

RASIERCREME

Dieses Rezept ist so einfach, dass ich lange überlegt habe, ob ich es überhaupt aufnehmen soll! Aber im Sommer werden Beine und Bikinizone oft rasiert, und mit dieser Rasiercreme gelingt die Rasur optimal, die Klinge gleitet sanft über die Haut. Nach der Rasur fühlt sich die Haut samtweich und gepflegt an.

ZUTATEN

25 g Kokosöl

25 g Sheabutter

12 g Rizinusöl

2 TRP Teebaumöl

2 TRP Sandelholzöl

ZUBEREITUNG

1. Geben Sie das Kokosöl und die Sheabutter mit dem Rizinusöl in einen Becher und lassen Sie alles bei niedriger Hitze im Wasserbad schmelzen.

2. Sobald Kokosöl und Sheabutter geschmolzen sind, nehmen Sie den Becher aus dem Wasserbad. Fügen Sie nun die ätherischen Öle hinzu und rühren Sie kurz um.

3. Füllen Sie die Rasiercreme in ein Glas um.

ANWENDUNG

Auf die feuchte Haut auftragen und wie gewohnt rasieren, mit warmem Wasser kurz abbrausen. Wer lieber mit Schaum rasieren möchte, kann diese Creme auch als Pflege nach der Rasur verwenden, sie beruhigt die Haut und macht sie weich.

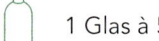 alle Hauttypen, außer unreine oder zu Akne neigende Haut

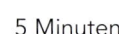 1 Glas à 50 ml

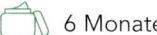 5 Minuten

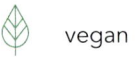 6 Monate

🍃 vegan

SKIN FOOD – KOKOSÖL

Das herrlich nach tropischem Sommer duftende Kokosöl ist der optimale Reisebegleiter: Es eignet sich einfach für alles – als Nagelhaut- und Nagelpflege, gegen trockene Haarspitzen, als Frizzbändiger und Haarmaske, als Fußcreme, Rasiercreme, als Body Butter ... und für die Mundpflege: Zum Ölziehen nehmen Sie eine kleine Menge Kokosöl in den Mund und bewegen es 20 Minuten hin und her. Das stärkt die Mundflora und beugt Plaque vor. Personen mit unreiner oder zu Akne neigender Haut sollten Kokosöl besser nicht verwenden, da es die Poren unnötig verstopfen kann. Bitte beachten Sie, dass Kokosöl bei sommerlichen Temperaturen (über 22 °C) flüssig ist.

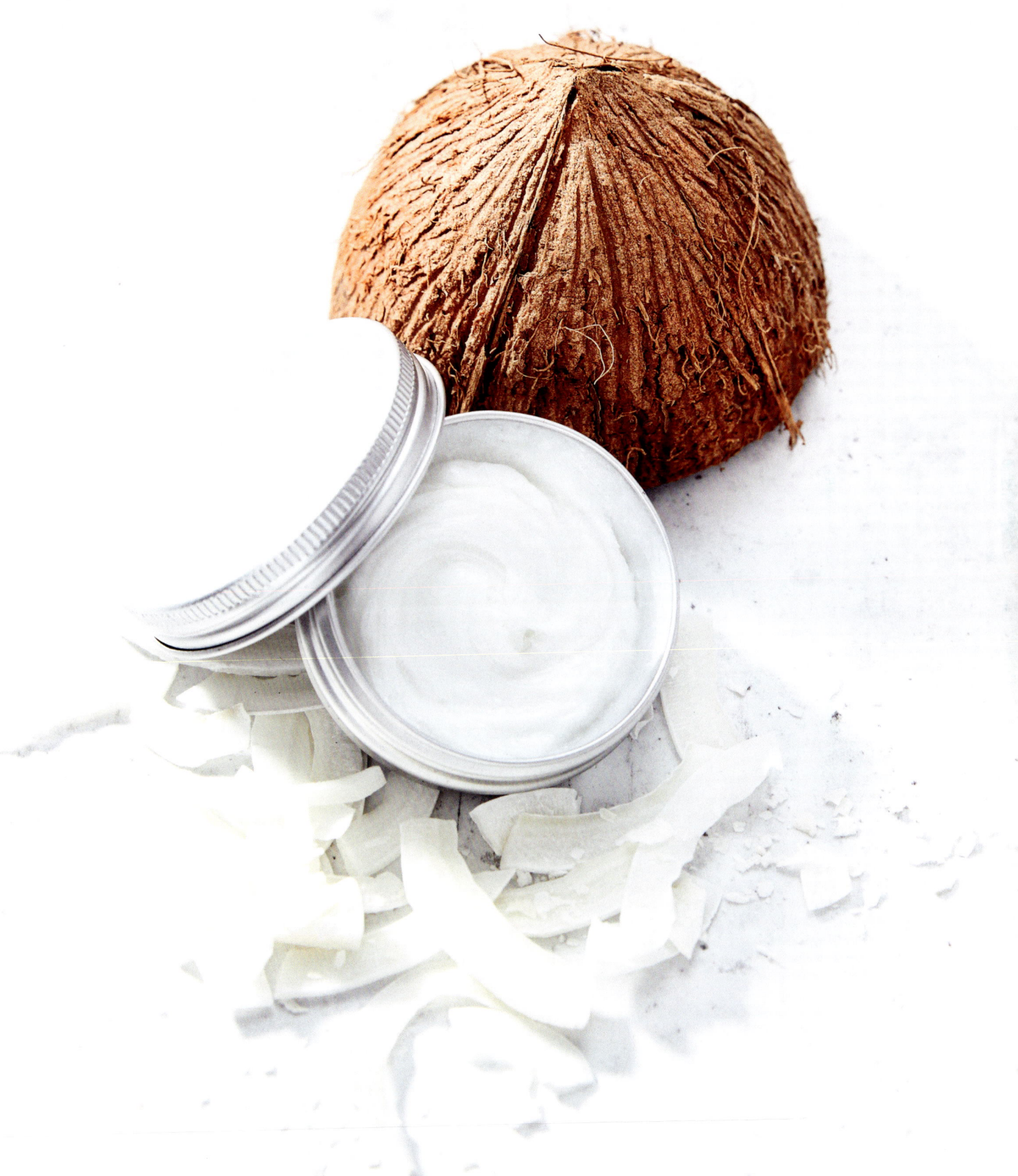

Steamy Hot Pot

DEOCREME

Eine milde Deocreme mit einem frischen, erdigen Duft, perfekt für heiße Sommertage.
Mangobutter schmilzt auf der Haut und fühlt sich leicht an.

ZUTATEN

7 g Natron

6 g Reisstärke

10 g Kokosöl

8 g Bienenwachs

25 g Mangobutter

3 TRP ätherisches Salbeiöl

3 TRP ätherisches Lavendelöl

2 TRP ätherisches Teebaumöl

2 TRP ätherisches Pfefferminzöl

ZUBEREITUNG

1. Mischen Sie Natron und Reisstärke sorgfältig in einer Schale. Achten Sie darauf, dass sich keine Klumpen bilden – dazu können Sie sie ganz einfach mit einem Löffel zerdrücken.

2. Geben Sie Kokosöl und Bienenwachs in einen hohen Becher und erwärmen Sie beides im Wasserbad. Sobald das Wachs geschmolzen ist, fügen Sie die Mangobutter hinzu. Rühren Sie, bis die Butter vollständig geschmolzen ist.

3. Nun nehmen Sie den Becher aus dem Wasserbad und geben die Natron-Reisstärke-Mischung löffelweise zu. Rühren Sie dabei weiter, am besten mit einem kleinen Schneebesen oder einem Milchaufschäumer.

4. Geben Sie nun die ätherischen Öle hinzu, rühren Sie kurz um und gießen Sie die Masse in ein Glas.

ANWENDUNG

Eine erbsengroße Menge mit einem Spatel oder Löffel entnehmen und unter der Achsel auftragen. Warten Sie 1–2 Minuten, bevor Sie sich anziehen, so kann das Deo komplett einziehen.

alle Hauttypen, außer sehr empfindliche Haut

1 Glas à 50 ml

20 Minuten

6 Monate

SKIN FOOD – NATRON

Starke Basen sind nicht zu empfehlen in der Hautpflege. Immer wieder sehe ich Rezepte mit unglaublich viel Natron – lassen Sie die Finger davon, denn zu viel Natron kann zu Hautirritationen und Hautschäden führen. Ein paar Löffel Natron im Fußbad oder eine kleine Menge im Deo vertragen die meisten wunderbar. Bei empfindlicher Haut kann Natrondeo zu Juckreiz und Brennen führen, deswegen habe ich Wert darauf gelegt, die Dosis genau auszutarieren: nicht zu viel und nicht zu wenig. Sollte das Deo trotzdem zu Irritationen führen, verwenden Sie es bitte nicht mehr.

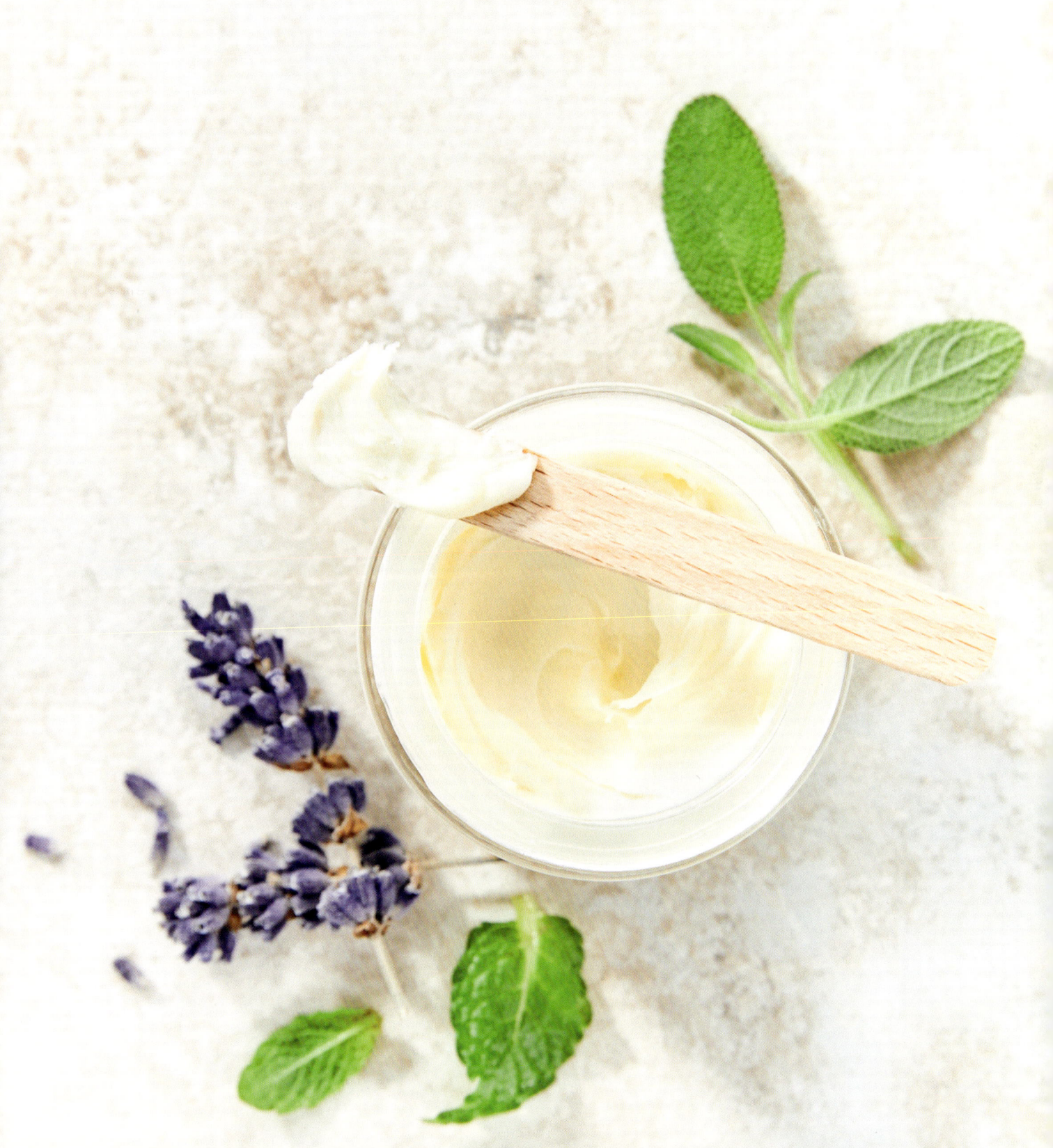

Fresh Splash Shower Gel

DUSCHGEL

Ein cremiges Duschgel, das pflegt und sanft reinigt. Der spritzige Duft weckt alle Sinne und macht Sie richtig munter.

ZUTATEN

125 g Wasser

125 g Orangenblüten-hydrolat

5 g Xanthan

10 g Glycerin

20 g Sheabutter

20 g Jojobaöl

35 g Honig

80 g Castile Soap

25 TRP ätherisches Pfefferminzöl

5 TRP ätherisches Lavendelöl

ZUBEREITUNG

1. In einem Topf mit Deckel lassen Sie Wasser und Orangenblüten-hydrolat kurz aufkochen.

2. Lösen Sie das Xanthan in Glycerin, rühren Sie mit einem Milchauf-schäumer gut durch und geben Sie die Mischung zur noch warmen Wasserphase.

3. Geben Sie Sheabutter und Jojo-baöl in einen Becher und lassen Sie die Butter im Wasserbad schmelzen.

4. Nehmen Sie den Becher aus dem Wasserbad und geben Sie die Wasser-Xanthan-Mischung hinein. Rühren Sie alles mit einem Hand-rührgerät gut durch.

5. Nun fügen Sie Honig, Seife und die ätherischen Öle hinzu und rühren ein weiteres Mal gut durch.

6. Füllen Sie die Mischung in eine schöne Flasche, gern mit Pumpspender, um.

ANWENDUNG

Nach Belieben auf die feuchte Haut auftragen und kurz einmassieren. Mit Wasser abspülen. Das Duschgel kann auch als milde Handseife ver-wendet werden.

alle Hauttypen

2 Flaschen à 200 ml

20 Minuten

3 Monate

SKIN FOOD – HONIG

Honig ist so viel mehr als ein süßer Brotaufstrich! Er enthält Enzyme, Mineralien, Aminosäuren, Antioxidanzien … und ist somit ein kleines Beautywunder. Honig bindet Feuchtig-keit, mildert Pigmentflecken und wirkt antiseptisch. Sie können ihn pur als Maske oder zur Reinigung verwenden. Mit Puderzucker gemischt ist Honig ein fantastisches Lippenpeeling.

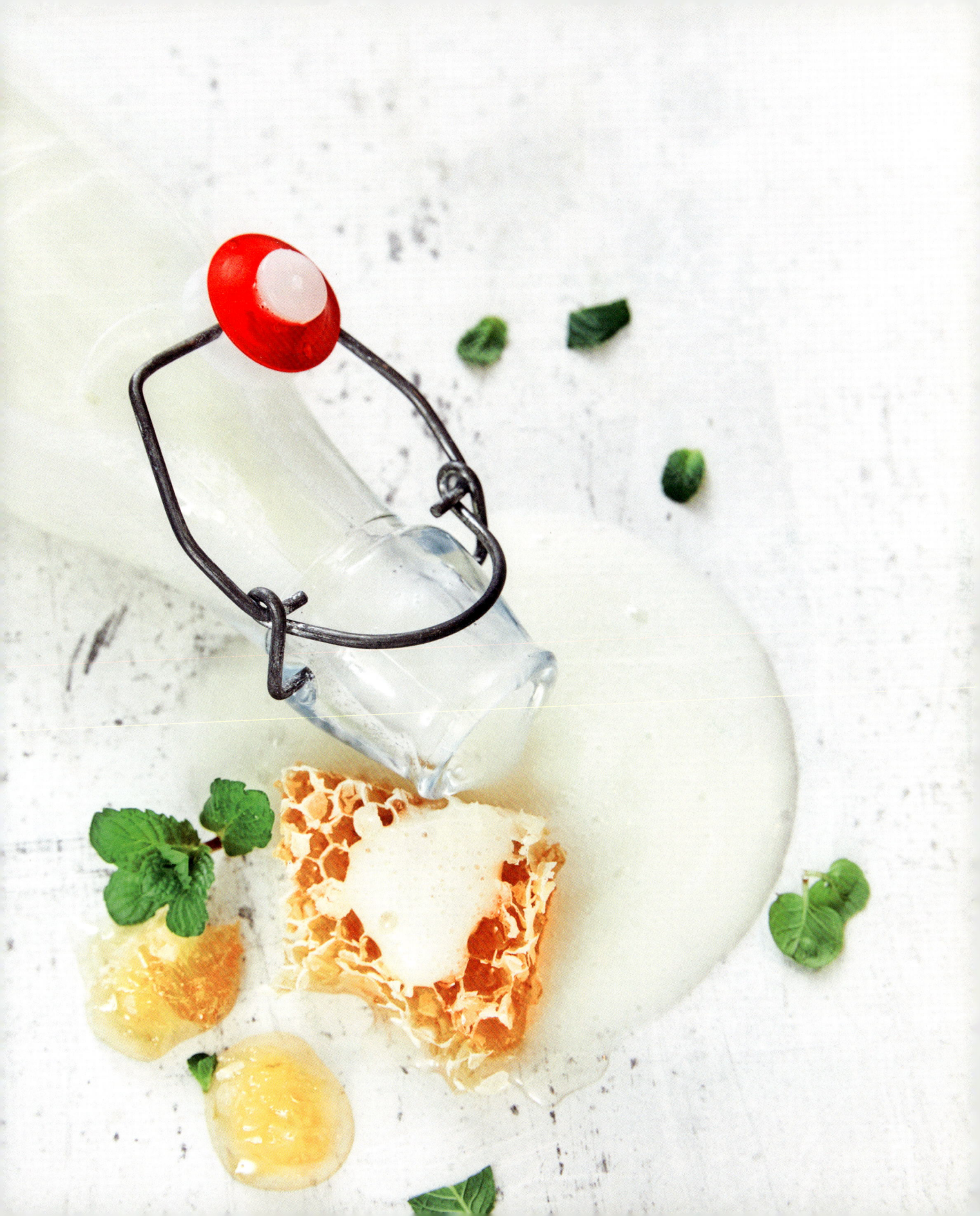

Sommerspa

Die Sommerhaut freut sich auf einen erholsamen Verwöhntag im hauseigenen Spa. Scrubs und Peelings geben sonnengebräunter Haut eine Extraportion Glow, und die Füße werden sandalenfertig gepflegt.

Bevor Sie loslegen, richten Sie alle Zutaten her, legen Sie Handtücher und Kosmetiktücher bereit. Machen Sie sich einen Eistee und nehmen Sie sich Zeit für sich. Verwandeln Sie Garten oder Balkon in eine Wellnessoase: Setzen Sie sich für das Fußbad unter einen Baum und lesen Sie ein Buch, während die Füße in einem Meer von Blüten baden. Brausen Sie den duftenden Scrub mit dem Gartenschlauch ab und genießen Sie Ihre pflegende Haarkur am Strand oder in der Hängematte daheim.

1. Beginnen Sie mit einer warmen Dusche. Waschen Sie die Haare, trocken Sie sie leicht an und gönnen Sie ihnen eine Extraportion Pflege, eine Haarkur mit reichlich Haaröl.

2. Während die Haarkur wirkt, genießen Sie ein Ganzkörperpeeling. Massieren Sie dabei den ganzen Körper mit kreisenden Bewegungen – immer von außen nach innen Richtung Herz. Brausen Sie sich ab, und waschen Sie die Haare nochmals. Tupfen Sie sich leicht ab und tragen Sie reichlich Körperöl auf.

3. Kuscheln Sie sich in einen Bademantel oder ein großes Strandtuch, während Sie sich nun dem Gesicht widmen. Fangen Sie mit einer sanften, aber gründlichen Reinigung an. Massieren Sie Ihr Gesicht mit einem Reinigungsbalsam und nehmen Sie Überreste mit einem warmen Waschlappen ab. Wer möchte, macht danach ein Gesichtspeeling. Dann folgt ein Gesichtsdampfbad mit Blüten und Kräutern aus dem Garten, z. B. Rosmarin, Thymian und Rosenblütenblättern. Geben Sie Kräuter und Blüten in eine Schüssel und gießen Sie ½ l kochendes Wasser darüber. Setzen Sie sich bequem auf einen Stuhl, binden Sie die Haare zurück und legen Sie ein Handtuch wie ein kleines Zelt über Kopf und Schüssel. Stellen Sie sicher, dass die Schüssel sicher steht und sich nicht in Handtüchern verheddert und umkippt, sonst könnten Sie sich verbrühen. Genießen Sie die kleine Gesichtssauna 4–8 Minuten lang. Jetzt ist die Haut rosig und perfekt für eine Maske vorbereitet. Tragen Sie die Maske auf und entspannen Sie sich ein paar Minuten.

4. Während die Maske einzieht, ist Zeit für ein entspannendes Fußbad mit Epsomsalz, Molke und Kamillenblüten. Danach sind Ihre Füße seidig weich.

Nun nehmen Sie Überreste der Gesichtsmaske mit lauwarmem Wasser ab, tupfen Sie die Haut leicht trocken und sprühen Sie Toner auf. Geben Sie reichlich Serum auf die noch feuchte Haut und machen Sie eine Gesichtsmassage. Vergessen Sie Hals und Dekolleté nicht.

5. Wer Zeit und Lust hat, nimmt sich mehr Zeit für Hände und Füße und macht noch eine Mani- und Pediküre – dann sind Ihre Füße garantiert sandalentauglich!

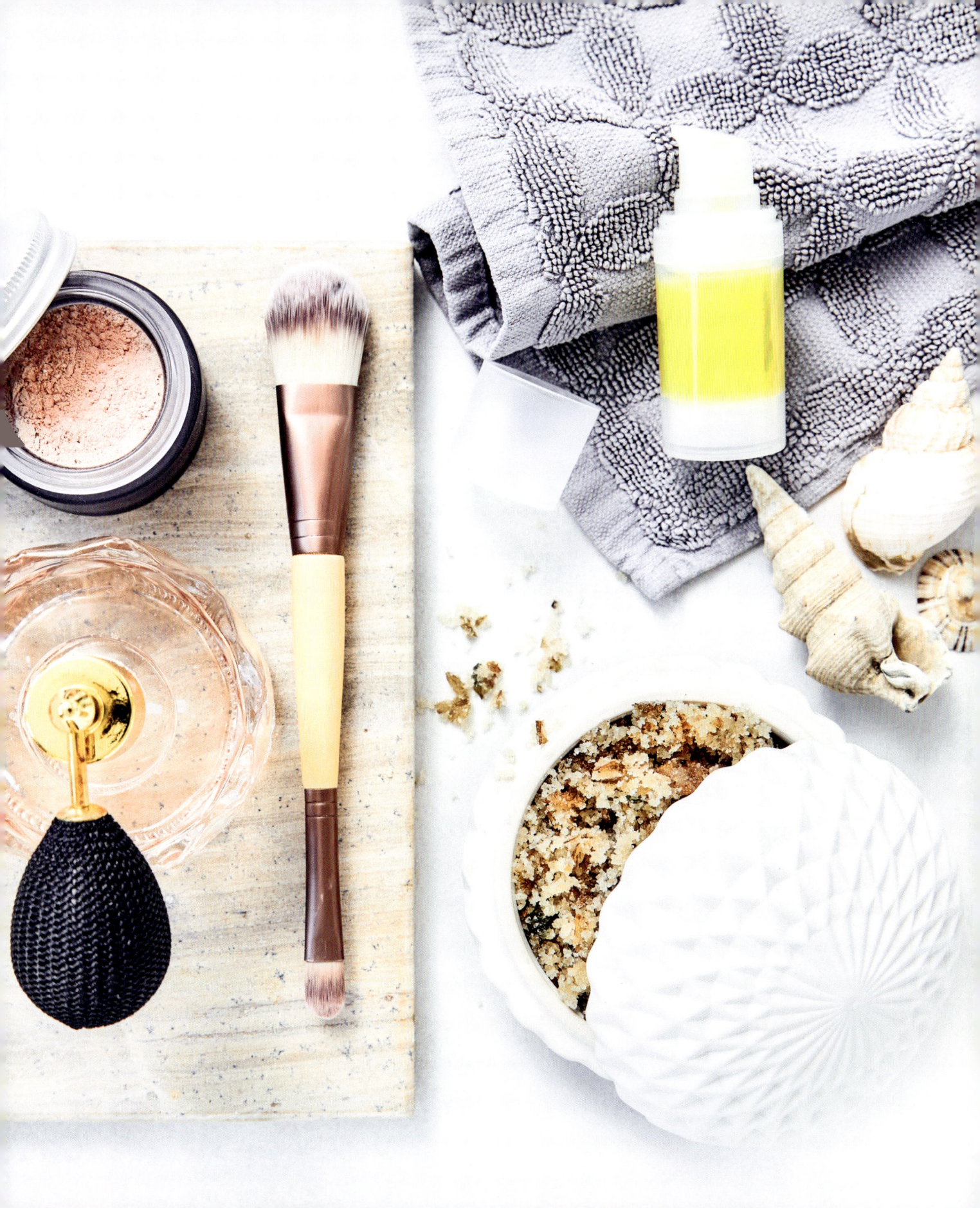

Register

Die Autorin

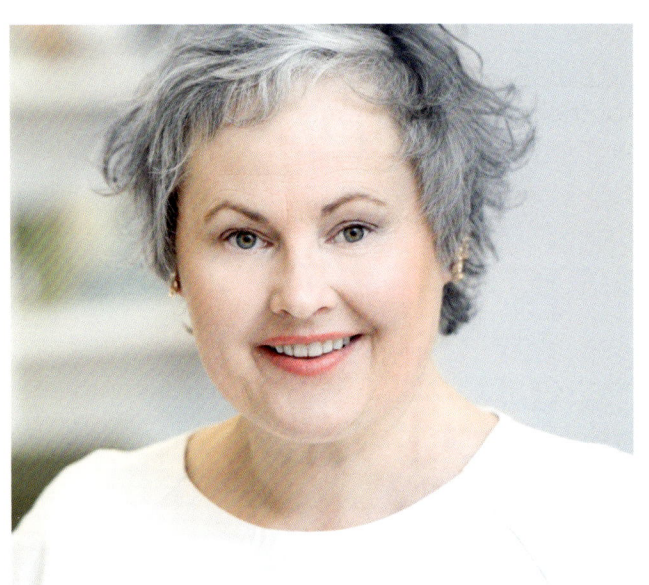

Dr. Christina Kraus ist Apothekerin, „Head & Heart of greenglam.de" und Mutter von zwei Söhnen. Nach ihrer Doktorarbeit über samoanische Heilpflanzen an der Uppsala Universität in Schweden zog es Christina nach Deutschland und München, wo sie ihren Mann kennenlernte. Die heilende Kraft der Natur zog sich als grüner Faden durch ihre beruflichen Laufbahnen. Zusammen führten sie in Augsburg eine Apotheke mit dazugehörigem Apothekengarten. 2008 entstand der grüne Online-Shop greenglam.de, 2013 folgte auf 270 Quadratmetern der Laden „greenglam.the store" im Herzen von Augsburg. 2015 erschien Christinas erstes Buch »Natürlich schön, Naturkosmetik leicht gemacht«, Edition Michael Fischer Verlag, 2017 das zweite Buch »Natürlich schön im Winter«.

Danke

Vielen Dank an den Verlag Edition Michael Fischer, der mir großes Vertrauen geschenkt hat, als er auf mich zukam mit der Bitte, ein weiteres Buch über die Naturkosmetik-Manufaktur zu schreiben. Herzlichen Dank auch an die beiden Lektorinnen, Natascha Mössbauer und Elke Sagenschneider, für ihren Enthusiasmus und ihre Unterstützung. Dass das Buch so wunderschön geworden ist, verdanke ich der Fotografin Nadja Buchczik, die alle meine Wünsche berücksichtigt und meine Produkte so ästhetisch in Szene gesetzt hat.

An alle meine Damen bei greenglam.de & .the store richte ich ein herzliches Dankeschön: Ihr habt den Laden für mich am Laufen gehalten und mir dadurch viel Zeit zum Schreiben verschafft. An meine Söhne Jakob und Johann und meinen Mann Stefan geht eine Extraportion Dank für Eure Geduld und Euer Verständnis, während ich gerührt und geschrieben habe.

An alle meine wunderbaren Leser/innen geht ein extra-großes Dankeschön, ich freue mich über alle netten E-Mails!

Weiterführende Literatur, Blogs & Webseiten

WEBSEITEN & BLOGS
www.olionatura.de

www.blog.aromapraxis.de

www.dermaviduals.de

WEITERFÜHRENDE LITERATUR
Naturkosmetische Rohstoffe: Wirkung, Verarbeitung, kosmetischer Einsatz
von Heike Käser, Freya 2016

Kosmetik selbst gemacht. Das Rohstofflexikon. Wirkung, Verarbeitung, Anwendung
von Brigitte Bräutigam, Anaconda 2013

Pflanzenöle. Qualität, Anwendung und Wirkung
von Ruth von Braunschweig, Stadelmann Verlag 2010

Praxis-Lehrbuch der modernen Heilpflanzenkunde. Grundlagen – Anwendungen – Therapie
von Ursel Büring, Haug-Verlag 2014

Hydrosols: The Next Aromatherapy
von Suzanne Catty, Healing Arts Press 2001

Das große Buch der Pflanzenwässer: Pflegen, heilen, gesund bleiben mit Hydrolaten
von Susanne Fischer-Rizzi, AT Verlag 2014

Himmlische Düfte: Das große Buch der Aromatherapie
von Susanne Fischer-Rizzi, AT Verlag 2011

Naturkosmetik selber machen: Das Handbuch
von Heike Käser, Freya 2017

Aromatherapie. Grundlagen – Wirkprinzipien – Praxis von Dietrich Wabner & Christine Beier (Hrsg.), Urban & Fischer 2011

Aromatherapie für Sie: Duftpflaster und Seelentröster: Aroma-Rezepte zum Entspannen und Anregen von Eliane Zimmermann, Trias 2016

Aromatherapie für Pflege- und Heilberufe: Kursbuch für Ausbildung und Praxis
von Eliane Zimmermann, Trias 2018

BEZUGSQUELLEN
Apotheke: Tees, Rohstoffe und Produktverpackungen

Bio-Laden: Basisöle, Zucker, Salz und Tees

Produktverpackungen: www.dosenprofi.com, www.glas-kunststoff.de, www.rosa-heinz.de

LABORBEDARF
www.labmarket.com

www.laborware.de

www.biologie-bedarf.de

ZUTATEN UND ROHSTOFFE
www.alexmo-cosmetics.de

www.aroma-zone.com

www.behave.de

www.cosmopura.de

www.enaissance.de

www.etherischeoele.de

www.dragonspice.de

www.kosmetikmacherei.at

www.oshadhi.de

www.manske-shop.com

www.satureja.de

www.spinnrad.de

www.terraelements.de

www.teebaumkosmetik.de

Impressum

Bibliografische Information der Deutschen Bibliothek.

Die Deutsche Bibliothek verzeichnet diese Publikation in der deutschen Nationalbibliografie.

Detaillierte bibliografische Daten sind im Internet über http://www.d-nb.de/ abrufbar.

Ein Buch der Edition Michael Fischer

1. Auflage 2018

© 2018 Edition Michael Fischer GmbH, Donnersbergstr. 7, 86859 Igling

Covergestaltung, Layout und Satz: Celina Reiser
Fotos: Nadja Buchczik, Bielefeld
Lektorat: Elke Sagenschneider Texte und Projekte, München
Redaktion und Projektmanagement: Natascha Mössbauer

ISBN 978-3-86355-872-7

Gedruckt bei Polygraf Print, Čapajevova 44, 08001 Prešov, Slowakei

www.emf-verlag.de